AF297718

— Les feuillets 113, 115, 117 et 119 ont été transposés entre la page 96 et la page 97. —

— Les feuillets 113, 115, 117 et 119 ont été transposés entre la page 96 et la page 97. —

TRAITEMENT

ACCÉLÉRÉ

DES ANKYLOSES.

P. S. Il est évident, mais j'y ai pensé trop tard, qu'on peut se passer de la planche pour fixer le bassin et le moufle ; puis, qu'il sera toujours facile d'attacher le premier à un corps résistant, placé au-dessus du membre affecté, et d'arrêter le second au pied d'un lit. Or, comme, d'autre part, ma gouttière hyponarthécique n'est pas d'une rigueur absolue (je dois en convenir encore), elle pourra être supprimée impunément ; de sorte que, par cette nouvelle simplification de la machine Louvrier, celle-ci pourra se trouver réduite à un treuil avec ses manivelles, ou à un simple levier du second genre, tel que je l'ai indiqué. La force qui peut être déployée et obtenue avec l'un et l'autre de ces deux moyens mécaniques est, d'ailleurs, si considérable, et si supérieure à la résistance qu'on aura à vaincre, qu'il sera facile de mettre de côté encore les poulies mouflées.

ERRATUM.

Page 33, ligne 19, au lieu de *fameuses* bannières, lisez : *pompeuses* bannières.

Paris. — Imprimerie et Fonderie de RIGNOUX, rue des Francs-Bourgeois-S.-Michel, 8.

TRAITEMENT

ACCÉLÉRÉ

DES ANKYLOSES

ET

RECUEIL DE VISIONS CHIRURGICALES CHOISIES,

PRÉCÉDÉS DE

REMARQUES SUR LE CONGRÈS SCIENTIFIQUE DE LYON.

Par MATHIAS MAYOR.

Eheu! infanda!

PARIS.

BÉCHET Jne ET LABÉ,

LIBRAIRES DE LA FACULTÉ DE MÉDECINE,

Place de l'École-de-Médecine, 4.

1841

INTRODUCTION

ET

REMARQUES SUR LA SECTION MÉDICALE

DU CONGRÈS SCIENTIFIQUE DE LYON.

Les plus beaux raisonnements et les prévisions les mieux formulées, sur l'avenir des congrès scientifiques, pâlissent à côté des faits. Ce qui s'est passé dernièrement à celui de Lyon, par exemple, et dans la section médicale, en fait foi. Là se trouvaient réunis plusieurs centaines de docteurs en médecine, qui étaient accourus et se pressaient, avec la ferme résolution de s'emparer de toutes les bonnes choses qui s'y feraient et diraient, et avec la louable intention de communiquer, à leur tour, ce qu'ils croiraient pouvoir intéresser leurs confrères et collègues. Ils ont eu, près d'une année, pour se préparer à ces discussions et à ces conférences scientifiques. Des questions étaient posées, six mois par avance, sur les sujets qu'on désirait qui fussent traités ; il était libre à chacun d'en fournir et d'en agiter de nouvelles ; le zèle pouvait donc se réchauffer ; une disposition engourdie se réveiller ; une faculté *latente* se produire au grand jour, dans l'attente de cette solennelle réunion. Aussi, n'est-il pas étonnant que chacun se soit démené et mis à l'œuvre, pour y paraître avantageusement et saisir, peut-être, une aussi belle occade se faire connaître. — On n'aime pas, d'ailleurs, à passer pour ingrat, et, comme on comptait s'en retourner chargé de butin, on n'a pas cru qu'il fût convenable et décent d'arriver les mains vides.

Voilà, du moins, ce qui m'est arrivé, et ce qui m'a inspiré de traiter une question, et d'offrir ma pite à ma section, en échange de ses lingots.

Le sujet que j'ai choisi avait de l'actualité, et il me semblait assez piquant de l'exhumer sur les rives de la Seine, de l'y saisir mort et dûment enterré, par les soins réunis de M. Bérard et de l'Académie de médecine, pour le transporter aux bords du Rhône et de la Saône, et l'y ressusciter, tant bien que mal, au milieu de chirurgiens *provinciaux*. Lui accorderont-ils bonne et longue vie? C'est ce que nous verrons, j'espère.

Les Parisiens ont eu peur du revenant, et qu'il leur demandât compte des mauvais traitements dont ils l'ont abreuvé. On serait du moins tenté de le croire; car, à l'exception de MM. Caffe et James, il n'en est aucun qui ait osé soutenir ses regards indignés. Ce que c'est donc qu'une mauvaise conscience! Et que vont-ils dire, bon Dieu! lorsque, malgré tous leurs forts détachés et leur mur d'enceinte continue, le spectre ira les narguer, dans leur propre ville, et leur apparaître tout radieux et rajeuni?

En laissant à ce fantôme académique le soin de se venger et de faire pâlir ses juges et ses bourreaux, il peut être intéressant de savoir, comment mon mémoire a été accueilli à Lyon. Personne n'a pris la défense de mes principes, et j'ai cru m'apercevoir qu'ils n'étaient que médiocrement goûtés par la généralité des assistants. Il y a mieux: un honorable et très-zélé confrère, M. Ripault, de Dijon , a insisté « pour que j'assumasse, personnellement, toute la responsabilité de ce que je venais d'exprimer, et pour que la section en fût déchargée pleinement et déclarée tout à fait innocente. » C'était de droit sans doute; cependant, M. Desaix a très-obligeamment répondu pour moi « que j'étais certes fort en état de soutenir mes assertions , et de ne pas reculer devant ma profession de foi. »

L'opinion d'un autre savant, que j'estime , du docteur Pravaz de Lyon, a été plus explicite encore; et, comme si je venais de traduire l'Académie de médecine de Paris et son infaillibilité scientifique, à la barre du congrès des provinces de France, il a demandé, avec une certaine vivacité : que ce dernier confirmât, par son vote, sur-le-champ et sans examen ultérieur, ce qu'avait prononcé la première. Cette boutade n'a pas eu de suite, et une courte et amicale explication, que j'ai eue, après la séance, avec ce célèbre confrère, m'a paru l'avoir satisfait. Il est probable qu'il le sera davantage encore , après la lecture de ce travail, et qu'il en profitera en faveur de son bel établissement orthopédique.

La rupture des ankyloses, à l'instar de sa sœur *cadette*, la ténotomie, sera , en effet, un des premiers besoins des orthopédistes; et j'ose prédire, tout au moins, une ample moisson de gloire et de bénédictions, à celui d'entre eux qui saura le mieux saisir et exécuter ce grand procédé de restauration, et en doter son institut. M. Poulain, chirurgien en chef de l'hôpital militaire de Lyon, a cru devoir protester, également, mais en termes très-courtois, contre l'admission de mes doctrines.

Il est, du reste, une circonstance à ma charge et qui peut avoir contribué à quelques malentendus, de la part de mes auditeurs : mon mémoire m'ayant paru trop volumineux pour fixer leur attention, et ne voulant pas en abuser, je n'en ai lu que les paragraphes principaux ; j'ai donné une analyse des autres ; et je me suis contenté de m'apesantir sur les conclusions, telles qu'elles sont fidèlement reproduites à la fin de ce mémoire. Il me semblait qu'elles devaient suffire, aux yeux de mes savants confrères, après les explications verbales que j'avais eu soin de donner, sur les points les plus importants de ce travail. Il est probable que je me suis trompé, du moins vis-à-vis des esprits prévenus et de ceux qui sont habitués, de longue main, à croire à l'infaillibilité des oracles académiques, et à l'orthodoxie de certaines autorités princières.

On pourra supposer, peut-être : que je suis fort à plaindre, désolé et inconsolable de me trouver en désaccord aussi formel, avec le monde chirurgical presque tout entier. Il n'en est rien, cependant ; car, outre que, déjà depuis un très-grand nombre d'années, je vis, presque habituellement, dans un état de parfait isolement, et dans une atmosphère de constante opposition aux idées reçues partout; et que je trouve ce mode de vivre assez piquant, j'éprouve encore, tous les jours et par anticipation, combien il est doux, combien il est honorable d'avoir eu raison, contre chacun, et devancé, par là, les prévisions de la plupart des hommes illustres de mon temps, dans les questions les plus graves, les plus ardues et les plus intéressantes de la pratique de notre art. Je suis même d'autant plus enorgueilli de la position excentrique que je me suis faite, et dans laquelle je persévère, que mes doctrines, mes procédés et mes moyens ont, presque tous, les caractères du *contre-pied parfait* de ce qui est enseigné et pratiqué en tous pays.

Mais, dira-t-on : ce langage n'est-il pas celui d'un fanatique réformateur, qui prétend follement faire école; ou d'un fanfaron, qui n'est soutenu, dans ses élucubrations creuses et son chimérique apostolat, que par le plaisant espoir d'obtenir, un jour, les palmes du martyre ou par la ridicule conviction d'en être déjà affublé? Le temps seul prononcera...

En attendant, je puis bien, sans trop de vanité, m'envisager comme poussant en avant et avec une vigueur incessante, le char de la science, tandis que presque tous mes confrères s'efforcent, à l'envi, de le conserver immobile, et de l'enrayer, sur le terrain passablement fangeux où il se trouve déjà embourbé.

Qu'il me soit permis, maintenant, de dire un mot sur la manière dont les médecins et les chirurgiens ont employé leur temps, pendant les dix jours de travail et de récolte qu'a duré le congrès.

De sept à dix heures du matin, on se répandait dans les hôpitaux ; et voici comment, à l'Hôtel-Dieu, par exemple, on mettait ces trois heures à profit :

On suivait les visites de MM. Bonnet et Pétrequin, qui avaient la complaisance de passer, très-rapidement, sur les cas nombreux et insignifiants de leur service, pour nous arrêter sur ceux, assez rares, qui devaient intéresser *des praticiens,* et qui pouvaient donner lieu, si ce n'est à des consultations formelles, du moins à une discussion ou exposition de principes, de la part des assistants.

A huit heures, on était rendu à la salle d'opérations, où, grâce à la prévoyance de M. Bonnet, nous avions, tous les jours, des preuves éclatantes du savoir et de l'habileté de ce jeune chirurgien, dans les parties les plus variées et les plus délicates de l'art.

Immédiatement après, on ouvrait des conférences sur des points importants de la science, que chacun s'empressait d'éclairer, et, le plus souvent, avec bonheur. Des appareils, des procédés, des doctrines, des instruments, nouveaux ou peu connus, étaient successivement présentés et discutés, avec méthode, et toujours avec cette indulgence et ce bienveillant accueil qu'on doit à d'honorables confrères. On en faisait l'application immédiate, non-seulement sur des individus sains, et comme objet d'étude, mais aussi sur les cas pathologiques réels qui pouvaient les réclamer (1).

---

(1) C'est là qu'un honorable confrère me dit, avec l'expression d'un vif regret : que s'il eût connu mes préceptes et mes moyens, au sujet du cathétérisme, il eût, tout récemment, conservé la vie à

On ne craignait pas de descendre à la salle des morts, pour y préluder, par des démonstrations anatomiques et techniques, sur le cadavre, à l'explication de certains points litigieux ; et pour préparer les matériaux, qui devaient servir à une discussion à l'ordre du jour. C'est ce qui a eu lieu, notamment, pour la question du traitement des fractures fémorales, par l'extension ou la flexion de la jambe sur la cuisse et de la cuisse sur le bassin.

A onze heures on se portait en foule à la section médicale, où l'on restait jusqu'à une heure. Là, je dois le dire à la louange du bon esprit qui régnait dans l'assemblée : toutes les discussions étaient empreintes de dignité, de décence, de convenance parlementaire ; je dirais presque de cordialité ; et elles étaient constamment calmes et réglées, malgré l'encombrement de la salle, l'affluence des sociétaires, parfois le manque de place, et en dépit des luttes et des controverses habilement et chaudement débattues, par les amours-propres en jeu, et par l'esprit de système et de secte, qui saisissent, *parfois*, les disciples d'Hippocrate ! Aussi notre digne président, M. Virissel, n'a jamais été dans le cas d'agiter sa sonnette, autrement que pour annoncer l'ouverture de chaque séance. Il est vrai qu'il était

---

l'un de ses clients ; et qu'un autre jeune docteur m'apprit qu'il avait reçu, depuis peu de semaines, une lettre d'un de ses condisciples, établi à la Guadeloupe, et dans laquelle il lui annonçait que, grâce à mes cathéters et à leur facile et énergique manière d'agir, il avait assez rapidement fait sa fortune.

inexorable et impartial, et qu'il voulait l'exécution du règlement. Tout le monde lui a rendu justice.

A trois heures on se réunissait en séance générale, où les secrétaires des six sections venaient, en beaux termes et dans des procès-verbaux, bien nourris et habilement rédigés, exposer successivement tout ce qui s'était fait et dit de remarquable dans leurs sections respectives. Cette lecture, vivement attendue, captivait donc l'attention d'un nombreux auditoire ; elle semblait ranimer des discussions approfondies et leur prêter un intérêt nouveau, par la manière concise et soignée avec laquelle elles étaient reproduites. Ces tableaux animés étaient constamment couverts d'unanimes applaudissements.

M. Péterquin, qui a donné, dans la *Gazette médicale* du 23 octobre dernier, un compte rendu intéressant de la partie chirurgicale de notre section, figurait parmi ces secrétaires, dont la plume élégante et correcte commandait ces flatteuses et justes démonstrations de la part d'un public choisi et compétent.

Le soir, à huit heures, on se réunissait encore, assez souvent, en séances, dites *supplémentaires*, lorsque les orateurs inscrits n'avaient pu prendre la parole, et que la discussion méritait, cependant, d'être épuisée.

Dans l'intervalle des sections, on se cherchait, se trouvait, s'interrogeait, s'expliquait sur la place des Terreaux, dans les couloirs, à table, dans les brillants salons de M. le Maire ; et c'est là que se renouaient et se reconstituaient des relations qui, plus tard, ne manqueront pas d'avoir un haut degré d'attrait et d'utilité.

Toutefois, cette vie agitée et excentrique devait avoir un terme ; et les membres qui ont pris une part active aux opérations du congrès, du commencement jusqu'à la fin, devaient éprouver le besoin de se recueillir, de revenir à leurs occupations habituelles et d'en renouer le fil interrompu. Les médecins qui avaient négligé leurs malades, avaient donc hâte de regagner un temps employé loin de leur clientèle. Mais les étrangers sont heureux et reconnaissants que les Lyonnais, en général, leur aient consacré le leur avec autant d'amabilité que de véritable talent. Ils ont donné, par là, un bel exemple aux habitants des chefs-lieux des congrès futurs ; et, s'il est difficile à suivre, en tous points, le simple désir d'imiter ces attentions délicates, d'en conserver et transmettre la tradition, suffira pour attirer, de plus en plus, vers ces centres communs et vivifiants, les amis des sciences, des lettres, des arts et de l'industrie, et d'y captiver leurs suffrages.

Il est évident, d'après ces aperçus, que les sommités de la capitale ont tort de s'isoler des congrès, et de les ravaler comme elles font ; leur bouderie ne les empêchera pas qu'ils suivent leur brillante destinée. Ne serait-il pas plus raisonnable et plus digne des corps savants : que le comité de chaque congrès adressât une invitation, aux académies du chef-lieu, de se faire représenter en province, par une délégation d'hommes spéciaux ? Certes, ils ne dérogeraient point, et leur présence serait loin d'être inutile à la marche des affaires et au progrès ; l'accueil qu'on leur ferait le leur prouverait au besoin. Je les préviens, du reste, qu'il importe que le choix de ces députés ne soit pas fait trop à la légère, et qu'ils pourront trouver, *même en province, des hommes à qui parler.* Il vaut donc la peine de s'empresser de saisir le bien là où il se prononce, et de lui aider à se mettre de plus en plus en relief, par le concours de toutes les forces et de toutes les intelligences.

Partout ailleurs qu'en France, les capitales, loin de craindre de se compromettre et de se rapetisser, en envoyant leurs hommes supérieurs prendre part aux travaux des congrès, s'empressent, au contraire, d'attirer ceux-ci dans leur enceinte, de leur prodiguer des honneurs, et de s'associer à leur zèle. Ainsi ont fait Florence, Turin, Edimbourg, Berlin, Vienne. La petite Suisse s'électrise aussi par ses belles réunions; et l'on s'y préoccupe, si peu, de l'importance politique, scientifique ou littéraire de l'endroit du rendez-vous annuel, qu'on a choisi, telle année, un couvent, au milieu des neiges éternelles (1); et que le modeste Altorf, avec ses 4 à 5,000 habitants, sera, en 1842, le chef-lieu de la science, pour les enfants de Guillaume Tell.

Il est vrai que ce simple Bourg est aussi le *chef-lieu d'un état indépendant.* Il pourrait donc pousser ses

---

(1) La question des couvents, en Suisse, n'aurait pas eu son fatal retentissement, et ne donnerait pas lieu à d'étranges et interminables débats, si, comme celui du Saint-Bernard, ils n'eussent engagé de lutte qu'au profit de l'humanité, et seulement avec les frimas, les avalanches et la mort.

prétentions bien au-dessus de celles de Lyon, de Strasbourg ou de Bordeaux, et les placer au niveau de celles
de Paris même.

Eh qu'importe! la science ne reconnaît ni les lieux,
ni les chefs-lieux, ni les caprices de la politique, de la
diplomatie ou du sort; elle n'adopte que les hommes
qui se vouent et se dévouent à son service, quel que soit
l'endroit qu'ils habitent et d'où ils viennent.

Mais n'est-il pas permis d'espérer : que les Parisiens
n'ont reculé jusqu'ici que pour mieux manœuvrer, et
qu'ils se ménagent la noble et douce satisfaction d'appeler et de réunir, dans un grand centre commun, les
hommes de tous les congrès européens ; et de les relier
ensemble *par la seule langue, qui est et sera de plus en
plus familière à chacun d'eux ?*

L'idée est grande et digne des savants, des littéra-
teurs et des artistes, qui se trouvent placés au foyer
séduisant des plus brillantes lumières.

Je saisis cette occasion pour remercier encore mes
collègues et confrères de la section médicale, de leur
indulgent accueil, et des témoignages flatteurs dont ils
m'ont honoré. Ma sympathie leur est acquise, et elle me
sera d'autant plus précieuse, si je puis espérer qu'ils
daigneront se rappeler de leur doyen d'âge et de leur
vice-président,

Mathias MAYOR.

PREMIÈRE PARTIE.

SUR LE TRAITEMENT ACCÉLÉRÉ DES MEMBRES ANKYLOSÉS.

La force et l'adresse, l'intelligence et la raison.

J'assistais à la séance de l'Académie de médecine, lorsque le rapport sur le traitement des ankyloses, par M. Louvrier, y a été discuté; et je n'ai pas été peu surpris de voir qu'aucun des honorables membres ait cru devoir prendre la défense du procédé, et que, dans la votation, il y ait eu *unanimité* pour répondre au ministre :

« 1° Que la machine de M. Louvrier, bien que d'une construction ingénieuse, est d'un emploi dangereux, parce qu'il est impossible de prédire, à l'avance, quels seront les effets de son application, soit sur les os, soit sur les parties molles ;

« 2° Que la méthode du redressement instantané, par la méthode de M. Louvrier, doit être proscrite, parce que le résultat auquel on arrive par l'opération n'est point assez satisfaisant pour établir une compensation aux dangers que les malades encourent, aux souffrances qu'ils éprouvent, et enfin à la longueur du temps qui doit s'écouler entre l'opération et le moment de leur entier rétablissement. »

Gardienne des bons principes et des saines doctrines médicales, l'Académie a cru voir, sans doute, que la nouvelle pratique y portait une grave atteinte, et qu'elle devait intervenir. Or, ses décisions sont des arrêts souverains, ou devraient l'être du moins, si les faits ne parlaient pas, quelquefois, plus haut que les sentences des corps savants, et s'il n'était pas permis d'appeler de ces dernières.

En portant, aujourd'hui, devant le congrès scientifique de France, une cause qui vient d'être jugée, à Paris, je ne fais, peut-être, qu'établir un précédent, donner un premier exemple, et tracer la marche que pourra suivre un auteur, lorsqu'il se croira maltraité par la capitale. Alors, le congrès lui donnera un libre et facile accès et l'écoutera avec bienveillance.

Il ne sera, de ma part, que peu question de l'homme, ici, ce n'est nullement sa cause que je prétends plaider, et il ne s'agira que de résoudre, *scientifiquement,* un grand problème de médecine opératoire. Mais, pour que l'humanité ait à se réjouir de cette solution, il ne sera pas trop, je pense, du concours des chirurgiens des provinces, et de quelques étrangers réunis en congrès, dans la seconde ville de France.

Pour pouvoir arriver à la proscription de la rupture des ankyloses et la motiver, d'une manière aussi absolue que l'a fait l'Académie, il importe avant tout, que la question, elle-même, qui est si complexe et, en quelque sorte, vierge, ne soit pas traitée au pas de course; qu'elle soit, au contraire, examinée sur toutes ses faces; et qu'on en rapproche et combine les éléments divers, un peu mieux qu'on ne l'a fait. Car il eût été essentiel d'insister sur les considérations suivantes ou, du moins, de les rappeler sommairement :

Le mal contre lequel l'opération est proposée est *fort grave.*

L'infirmité force à marcher, péniblement avec des béquilles et sur une seule jambe, ou bien à l'aide d'un membre artificiel.

La jambe et le pied ne sont plus alors que des hors-d'œuvre si incommodes, qu'un grand nombre des malheureux qui les portent ont instamment demandé et, par fois obtenu, comme une grâce spéciale, qu'on les délivre de ces tristes inutilités anatomiques, au moyen d'une opération cruelle.

Si des accidents heureux, des chutes et des coups violents ont, assez souvent, triomphé de certaines ankyloses, en les rompant brusquement, ne sait-on pas aussi que certains rebouteurs ignares, sont, de nos jours encore, en possession presque exclusive de cette spécialité chirurgicale, comme ils l'étaient jadis du traitement des fractures.

Enhardis, sans doute, par le succès, ils n'ont jamais craint et ne redoutent pas même encore de détruire les adhérences osseuses, par les procédés les moins rationnels et les plus grossiers.

Les heureux résultats, produits par le hasard ou la brutalité, ne pourraient-ils donc pas être obtenus, également, *dans certaines circonstances*, tout en évitant les funestes effets de l'aveugle sort et de la crasse ignorance ?

Cette opération , cette rupture instantanée des moyens d'union entre les os ankylosés ne sont, en définitive , que *des fractures, des luxations, des foulures ou des entorses* ARTIFICIELLES.

Ce qui les distingue des *accidentelles*, c'est que les premières sont faites dans un but thérapeutique et de restauration.

Elles ont même , sur les lésions accidentelles, ce grand avantage : qu'on les effectue, en ménageant, le mieux possible , les tissus, et dans les circonstances les plus favorables au blessé.

Outre que l'opérateur est toujours maître de choisir ces dernières , il a même déjà tout préparé d'avance , pour traiter le mal aussitôt qu'il l'aura commis.

L'opération dont il s'agit doit, d'ailleurs, être assimilée à celles dites *sous-cutanées*, que la ténotomie nous a enseignée, de nos jours , à envisager et à exécuter avec un rare sang-froid et avec la plus grande confiance.

Les désordres nombreux et de tous genres qui existent , *impunément*, dans quelques fractures et luxations accidentelles, lorsqu'elles sont traitées convenablement, ne sont-ils pas faits pour nous rassurer sur les suites qu'auront ces mêmes désordes , quand ils ne seront produits que par des moyens artificiels et *judicieux ?*

L'opération est nouvelle. Or, on sait assez combien les innovations , même les plus *heureuses*, rencontrent de défiance et de sceptiques , d'opposition et de détracteurs, de répugnance et de persécuteurs, au sein même des corps savants et , peut-être , là plus qu'ailleurs (1).

Enfin , la rupture des ankyloses est une opération chirurgicale et rien de plus ; et , comme telle et à l'instar de toutes les autres, elle a sans doute ses principes, et elle consiste en quatre éléments thérapeutiques : le mécanique, le pathologique, l'anatomique et le physiologique, lesquels il importe de soumettre , tous , à l'analyse, avant de pouvoir statuer sur la valeur intrinsèque de l'opération elle-même.

Nul doute que, si ces divers points, omis dans le rapport, d'ailleurs si bien fait, de M. Bérard , eussent été présentés à l'Académie , celle-ci aurait hésité , peut-être , de se prononcer d'une manière aussi positive. Il convient donc de revenir sur quelques-uns d'entre eux et de suppléer aux lacunes qu'on aperçoit dans le susdit document académique.

Mais, avant de passer en revue des vérités palpables, des faits nombreux et dès longtemps acquis à la science, et qui peuvent, seuls, jeter un grand jour sur la rupture des ankyloses, il convient d'abord d'examiner cette *question préalable* : « Est-il démontré que cette opération soit constamment dangereuse, et qu'on ne doive ni ne puisse, *dans aucun cas*, en attendre d'heureux

______

(1) Sans remonter bien haut, on pourrait citer les luttes que la lithotritie a eu a soutenir, à Paris et dans la rue de Poitiers même. A-t-il tenu, oui ou non , à quelques-uns des hommes les plus haut placés et les plus influents, que l'opération du strabisme ait été proscrite, à tout jamais, et envisagée comme une œuvre réservée, tout au plus, au charlatanisme et aux industriels?

résultats ? » Car, il est évident que, si l'on pouvait répondre, affirmativement et à un premier aperçu, comme un très-grand nombre de personnes ne craignent pas de faire, il faudrait se le tenir pour dit, en rester là et ranger, par conséquent, la rupture des ankyloses parmi les utopies, propres, tout au plus, à grossir le nombre, déjà trop considérable, des pieux désirs.

Nous n'en sommes pas, fort heureusement, réduits là, et il est permis de croire, contre l'assertion de certaines gens, qu'on peut s'occuper encore d'un semblable sujet, sans risquer de passer pour un sot, et pour un homme privé de sens et de raison.

Pour procéder, avec quelque ordre, dans une matière aussi importante, il est nécessaire de prendre en considération les points suivants : 1° l'innocuité du procédé; 2° son utilité; 3° les cas où il est applicable; 4° les contre-indications qui en défendent l'emploi; et 5° les quatre éléments qu'il a de commun avec toutes les opérations chirurgicales.

ARTICLE PREMIER.

De l'innocuité de la rupture des ankyloses.

Le rapport même de M. Bérard ne laisse rien à désirer à ce sujet, et prouve, à satiété, que sur vingt-un cas, il n'y a eu que trois revers, et que ceux-ci n'ont été manifestement, que le fait d'un mauvais traitement consécutif, facile à éviter; ou bien le résultat de CONTRE-INDICATIONS, plus faciles encore à reconnaître et à ap-

2

précier nettement. On a donc, dans la rupture des ankyloses , fait trop peu de cas des circonstances impérieuses qui militent en faveur des procédés opératoires rationnels , et des moyens thérapeutiques qui doivent en assurer la réussite.

Or, si, dans cette opération, l'on s'est conduit, presque toujours avec légèreté et étourderie; si même on n'a pas craint de la compromettre indignement, par une témérité déplacée et sans exemple ; et si , cependant, on a eu à se féliciter de tant de succès ; n'est-on pas en droit d'espérer de la voir se réhabiliter , et prendre rang parmi celles qui honorent la chirurgie, aussitôt qu'on aura mieux envisagé le sujet, et qu'il, sera traité à l'instar de toutes les affections qui réclament les secours de la mécanique appliquée ?

Suffit-il, donc, de savoir bien opérer la cataracte ou la pierre, pour être en mesure d'attaquer toujours ces deux maladies, quel que soit l'état dans lequel elles se présentent? Et l'instrument le plus adroitement manié et le plus habilement dirigé, peut-il répondre du succès, même dans les circonstances les plus favorables, si, malheureusement, on perd de vue les données importantes et les détails essentiels du traitement consécutif?

N'arguons donc point du danger d'un procédé opératoire, par le fâcheux résultat seulement qu'il aura eu ; mais accoutumons-nous à l'ensemble des circonstances qui ont précédé, accompagné et suivi l'application du moyen thérapeutique, pour juger de sa portée.

L'innocuité de la rupture des ankyloses est , d'ailleurs, attestée encore, par le peu de réaction qu'on ob-

serve , assez généralement, après qu'on vient de l'opérer, et que M. Bérard a, très - consciencieusement,
signalée. « Ce redressement brusque, dit-il, bien qu'ex-
« cessivement douloureux, ne donne ordinairement lieu
« à aucun accident grave, soit primitif, soit consécutif. »

Ce défaut de réaction est dû, très-probablement, à la
position des parties qui sont en scène, et à cette circonstance puissante, péremptoire et qui ressort de la
ténotomie : « que l'opération violente que subissent les
organes ou qu'on leur fait éprouver, pour les disjoin-
dre, est heureusement du nombre des SOUS-CUTANNÉES. »
Or, ce mot en dit assez, et résume, à lui seul, tous les
arguments dont on croirait avoir besoin pour convaincre les plus obstinés , et faire entendre raison aux incrédules et aux plus récalcitrants.

S'il explique très-bien , en effet, le peu de trouble
qu'on remarque, dans l'immense majorité des fractures
par accident, lorsque, du moins, on ne les surcharge
pas d'inutiles et fâcheuses pièces d'appareil , la même
interprétation devra être admise, également, pour tout
ce qui concerne les fractures et les luxations *artificielles*.
La ténotomie trouve ici, en effet, sa plus heureuse application.

Il est inutile de m'étendre davantage, pour faire saisir les points de contact et d'analogie qu'il importe
d'établir, entre la section et la rupture artificielle de
certains de nos tissus , et une fracture accidentelle ;
entre un mince ténotome et le vigoureux *ankyloclaste*
de M. Louvrier.

Je dois faire, cependant et avec bonne foi, cette réserve importante, lorsqu'il s'agit de mettre en regard, ainsi que je viens de l'essayer, deux ordres de solution de continuité osseuse, *l'artificiel et l'accidentel :* c'est qu'il faut que *toutes choses soient égales de part et d'autre.* Or, c'est là le point délicat du problème à résoudre; car, il est évident que, d'un côté, l'os était sain et dans son état normal, immédiatement avant l'accident; tandis que, dans les os ankylosés et, précisément dans l'endroit où il est question de les casser, ils ont été ou bien ils sont encore le siége d'une affection pathologique grave. Nul doute donc, si les os continuent à être malades, ou si l'on peut soupçonner qu'il y ait encore, chez eux, un foyer latent et prêt à faire explosion, aussitôt qu'on viendrait à les tracasser; nul doute alors : qu'il faut s'abstenir et attendre que le temps ait mis fin à toute disposition à une fâcheuse récidive.

Mais, si cette disposition n'existe plus, si même elle n'a jamais existé, et si les deux os qui sont soudés ensemble restent dans un état stationnaire, malgré la présence d'un certain gonflement ou de quelques anomalies; n'est-il pas probable qu'on pourra passer outre, sans avoir des chances funestes à redouter?

L'expérience aura, du reste, à s'expliquer ici, si déjà elle ne l'a pas fait, et c'est elle qui voudra bien nous servir de guide. Mais, au nom du ciel! laissons-lui du moins le temps de se prononcer! Quel est, d'ailleurs, le procédé opératoire le mieux régularisé; quelle est la règle la plus solidement établie, qui n'aient leurs exceptions, ou ne soient modifiée par les circonstances et par l'expérience du praticien?

Toute fracture *artificielle*, telle que nous venons de la supposer, doit donc avoir exactement les mêmes suites, primitives ou immédiates, secondaires ou consécutives qu'on observe dans les fractures *accidentelles*. Il est même permis d'affirmer : que les conséquences premières d'une fracture qui est le produit de l'art, seront, *toutes choses encore égales d'ailleurs*, beaucoup moins graves que celles qui succèdent à une fracture par accident; attendu que, dans la première, tout est prévu et calculé d'avance ; que, par conséquent, aucune mauvaise manœuvre ne peut avoir lieu après la rupture de l'os ; et que les moyens les plus rationnels sont tout prêts à être appliqués sur l'affection traumatique artificielle, aussitôt qu'elle aura été effectuée. Ajoutons, enfin, que le blessé se trouve placé, avant, pendant et après sa fracture, dans les conditions les plus favorables à sa guérison, puisqu'on est maître de faire choix, pour lui, des lieux, du temps et de toutes les circonstances les plus heureuses, lorsqu'on se propose, froidement, de lui casser le coude ou le genou.

Mais cette guérison, sur laquelle on fonde de si belles espérances, comment va-t-elle s'opérer, et qu'en résultera-t-il pour le malade ? Nous venons de le voir : il pourra ne se passer rien d'extraordinaire, et tout aller, aussi bien et mieux encore que dans la plupart des fractures accidentelles les plus fréquentes. Ainsi donc, il sera possible d'obtenir une réduction, une coaptation, une contention et une réunion exactes, par les mêmes procédés et moyens que nous employons dans le traitement de nos fracturés; de sorte que les

deux os, qui n'en formaient plus qu'un seul, avant
l'opération, au lieu de conserver leur direction angulaire et tortueuse, seront maintenant placés et soudés
sur une seule et même ligne droite, ou à peu près, et
que, dans cet état, ils rendront superflu l'usage du
membre artificiel et, le plus souvent même, celui des
béquilles et de la canne.

Il n'entre pas dans mon sujet de traiter, à fond,
toute la question des fractures artificielles et provo-
quées dans un but thérapeutique; mais je ne puis
m'empêcher de faire remarquer : qu'on n'a pas suffisamment envisagé ce redressement subit et ses suites
comme une véritable fracture; et que, par conséquent,
on ne lui a pas appliqué le pansement rationnel que
celle-ci exige. Or, combien le traitement d'une semblable lésion ne sera-t-il pas plus facile et plus avantageux, par exemple, avec l'appareil hyponarthécique,
qu'avec tous les autres agents de contention qu'on connaît, et qu'on applique encore, tant bien que mal, sur
les os fracturés, pour les maintenir réduits. Cet appareil sera donc comme une sauve-garde et un nouveau
gage de succès, dans le redressement par rupture des
ankyloses angulaires du genou, et contribuera, pour
sa part, à rendre cette fracture artificielle beaucoup
moins effrayante, que lorsqu'elle était traitée par les
procédés, si peu convenables, de la pratique commune
et routinière.

Nous avons donc sous les yeux, après l'action brusque
de la machine Louvrier, ou de telle autre analogue, la
solution de continuité d'un cylindre osseux, produite

par une cause traumatique ou mécanique, et qui, par conséquent et au pis aller, est semblable à une fracture ordinaire des extrémités. Toute la gravité, prétendue monstrueuse de l'opération Louvrier, est là et rien que là; c'est-à-dire, je le répète, *dans une fracture ou une luxation pure et simple*. Or, quel est celui d'entre nous, quel est le praticien qui osera faire le trembleur, en face d'une semblable lésion osseuse, en présence de l'affection la plus commune de l'ordre chirurgical?

Eh bien! ce que la théorie, ce que le gros bon sens nous disent, l'expérience le confirme pleinement. Cela ne doit pas nous surprendre, car on peut démontrer, *à priori* aussi bien que par le résultat curatif, par les principes comme par l'observation : que, les fractures près du genou ou dans son articulation, si on les soigne à temps et convenablement, ne sont pas tant à redouter, quand même cette dernière existerait dans toute son intégrité, et, à plus forte raison, lorsqu'elle est complétement anéantie par l'adhérence réciproque de ses surfaces.

L'induction et l'analogie sont donc en faveur de la rupture artificielle des ankyloses, et l'on peut dire, *à priori*, qu'il ne s'agit, en effet, que d'une opération sous-cutanée, que d'une fracture ou d'une luxation produite par les efforts de l'art, et encore dans les circonstances les plus favorables, avec les plus grands ménagements possibles des tissus, et en faisant suivre, immédiatement, les secours thérapeutiques les mieux combinés.

Mais *l'observation* et *l'expérience* viennent, aussitôt

et simultanément, confirmer les prévisions de la théorie ; car ici les faits abondent et éclairent brillamment le
sujet, au dire même de M. Bérard. Tous, à la vérité,
ne se prononcent pas pour l'innocuité *absolue* du principe en question ; mais leur immense majorité ne laisse
plus aucun doute sur son innocuité *relative*.

N'en est-il pas exactement de même de toutes nos
opérations ? et peut-on en citer une seule, où l'exception ne vienne, à point nommé, confirmer la règle concernant son admission dans la pratique ? C'est donc LA
REGLE qu'il importe de fixer, et ce sont les EXCEPTIONS
à cette règle qu'il convient de signaler aux hommes de
l'art : Tout est là et rien que là !

Or, en supposant que les chirurgiens se divisent,
sous ces rapports, en deux camps ; que le plus grand
nombre, prévenu par le verdict de l'Académie ou par
d'autres motifs, ne veuille admettre la rupture des
ankyloses que comme une *très-rare exception ;* et que,
au contraire, une chétive minorité envisage cette rupture, précisément comme *la règle* à suivre, sauf, à
s'entendre et à statuer sur les cas exceptionnels, qui
peuvent et doivent s'en écarter ; en supposant, dis-je,
cette divergence de vues pratiques, je demanderai :
Quelle est l'autorité qui devra prononcer entre les
deux opinions contraires et les mettre d'accord ? Et à
quel arbitre devra-t-on recourir, pour fixer les limites qui existent entre des *règles et des exceptions si
opposées ?*

Dans toute autre circonstance, ce serait, sans contredit, à l'Académie de médecine qu'il faudrait en réfé-

rer. Mais aujourd'hui, elle aurait, sans nul doute, le bon esprit de se récuser; et elle ferait sagement, puisqu'elle s'est déjà prononcée, et qu'elle pourrait, en examinant, de nouveau et mieux la question, se compromettre et porter un jugement tout différent de la première fois. Le *bis in idem* pourrait donc être scabreux.

C'est, par conséquent, *au temps* et à l'*expérience*, qu'il faudra en appeler, pour trancher la difficulté, et pour donner gain de cause aux stationnaires contre les progressifs; ou *vice versa*. Or, comment l'expérience pourra-t-elle faire entendre sa puissante voix, si, au moment même où elle pourrait et devrait parler, un corps illustre vient étouffer ses précieux accents et la museler? C'est bien là, en effet, ce qui doit résulter du vote de l'Académie, et c'est cette funeste conséquence qui m'engage à réclamer aujourd'hui.

Du reste, je l'avoue franchement : je suis intimement convaincu que l'Académie s'est fourvoyée ; et comme, d'autre part, j'appartiens au très-petit nombre de ceux qui ont foi en l'avenir de la rupture instantanée des ankyloses, il est clair que je dois désirer ardemment que cette question soit élucidée, et qu'on laisse, librement et longuement, parler les faits, l'expérience et les *expérimentateurs*.

La terreur que le procédé Louvrier a inspirée à l'Académie de médecine ne peut, du reste, ni se concevoir, ni s'expliquer. L'opération est nouvelle et insolite; voilà tout. Mais, au fond, elle est des plus vulgaires, car elle se réduit (on ne saurait trop le redire) à mettre un os dans un état pathologique tel, que le plus ignare des rebouteurs en vienne facilement à bout. Toute la différence consiste (il faut bien encore le répéter), en ce que la lésion, au lieu d'être accidentelle et un mal trop réel *et à pure perte,* comme sont, en général, toutes les fractures, est, au contraire, le produit de l'art, et faite dans un but thérapeutique et en vue d'une grande et belle restauration.

Mais il y a mieux encore, et ceci est de la plus haute importance : la fracture, provoquée par l'homme de l'art, pourra, *grâce à ses soins,* ne plus se consolider du tout, et offrir l'aspect d'une de ces pseudarthroses qu'on rencontre, trop souvent, dans la pratique ordinaire. Or, on comprend que cette nouvelle articulation, placée exactement en lieu et place de l'ancienne, devra dans quelques cas, rares à la vérité, se présenter avec la plupart des caractères d'une jointure régénérée, et qui, grâce à cette combinaison, sera plus ou moins apte à remplacer celle qui avait été cancellée depuis de longues années. Ici encore l'expérience est tout-à-fait en harmonie avec les données qu'on pouvait et devait entrevoir et préciser, *à priori,* et qui s'accordent si bien, avec le jeu admirable et les ressources infinies de l'organisme vivant.

Les observateurs et les expérimentateurs ne tarderont donc pas à nous révéler : si, dans un assez grand nombre de ruptures d'ankyloses complètes, la plupart des conditions d'une belle et bonne articulation ne pourraient pas se rétablir ? et sous l'influence de quels procédés cette heureuse restauration pourrait avoir lieu ? Ces questions sont importantes, et n'ont encore été abordées et discutées que dans le réduit obscur de certains médicastres. Est-ce donc à dire : qu'il ne puisse jamais rien sortir de sensé et d'heureux, d'une semblable source ? Mais alors, répudiez la plupart de vos moyens, même les meilleurs ; ils n'ont pas eu une plus noble origine.

ARTICLE II.

De l'utilité de la rupture des ankyloses.

Toutes les manœuvres propres à rompre une ankylose, quelque innocentes qu'on veuille les supposer, devraient être sévèrement proscrites, si elles ne devaient pas avoir un haut degré d'utilité clinique, et si elles n'étaient pas formellement indiquées par des circonstances impérieuses et humanitaires. Arrêtons-nous donc un instant sur ce sujet.

Le nom seul de l'affection qu'il s'agit ici de combattre rappelle, d'abord, cette longue série de douleurs et de dangers, qui ont préludé à la naissance, et accompagné la formation lente de ce mal cruel. Il place, en même temps, sous nos yeux, le triste tableau de cette foule de malheureux qui, après avoir lutté, longtemps et péniblement avec la mort, finissent, trop souvent, par se trouver dans des conditions pires que, si, d'emblée, on les eût impitoyablement mutilés.

Ils ont, en sus des amputés et en qualité de moignon, l'incommode longueur d'une jambe inutile, et tout l'embarras d'un pied plus inutile encore. Car on sait assez que, dans les ankyloses angulaires, la jambe et le pied sont, le plus souvent, si mal placés et dirigés d'une manière si peu convenable, qu'ils vont heurtant partout, dans la station, la marche, et même lorsque ceux qui les portent sont assis ou couchés. Cet état est tel, qu'il fait souvent le désespoir d'infirmes pleins de vigueur, d'attraits, d'avenir, et qui sont encore au printemps de leur âge. Faut-il donc s'étonner s'ils demandent, avec tant d'instances, qu'on les délivre de ce mal affreux ; et s'ils ne semblent redouter aucune des chances fâcheuses qu'on met sous leurs yeux, s'ils persistent à se faire opérer.

A Dieu ne plaise ! que je veuille plaider la cause des opérations graves, dites de *complaisance !* Mais, quel est le chirurgien qui, convaincu par le raisonnement, l'expérience et des faits nombreux et irrécusables, que celle dont il est ici question peut être exécutée sans danger, et qu'elle aura infailliblement un résultat des plus heureux ; quel est l'opérateur consciencieux qui aurait la barbarie de refuser de la faire ? Ou bien, ce qui serait encore plus pernicieux, de la présenter, comme un épouvantail aux yeux de ses infortunés et dociles clients ? De ne leur laisser, en un mot, par une conduite que je m'abstiendrai de qualifier, aucune espérance de voir leur triste sort s'améliorer ?

Ceci s'adresse, surtout, au grand nombre de ceux de mes confrères, qui, à Lyon comme partout, s'imaginent avoir fait une objection péremptoire, et élevé une barrière infranchissable à la rupture brusque des ankyloses, en nous disant, fort lestement et d'un air superbe : « qu'elles ne sont ni *dangereuses, ni même douloureuses !* » Belle fiche de consolation, vraiment, pour de jeunes sujets, naguère alertes et vigoureux, et qui se voient frustrés, pour toujours, des moyens précieux de jouissance et de fortune, et peut-être même de ceux qui sont indispensables pour fournir à leur triste existence !

Heureux donc ceux des ankyloses dont la jambe est restée sur la même ligne, ou à peu près, que celle de la cuisse ; car ils n'ont aucun des graves inconvénients d'un membre artificiel, et ils ne tardent pas à marcher assez bien, quoique tout d'une pièce, avec leur propre jambe, telle qu'on a pu la conserver et la placer. Aussi, est-ce bien moins pour eux que pour les estropiés par ankyloses *angulaires* du genou, qu'il s'agit d'examiner la question de la rupture de ces adhérences articulaires.

Il me semble encore voir arriver, il y a plus de trente ans, un beau jeune homme de Lahr, en Brisgaw, aimant la chasse, l'équitation, la danse et les récréations de son âge, et qui était affecté d'une ankylose angulaire du genou. Je l'adressai au successeur de notre célèbre Venel (Jaccard), lequel fut assez heureux, en employant une force toujours croissante et en rapport avec le courage persistant de cet Adonis, qui voulait guérir à tout prix, de briser, enfin, et peut-être malgré lui, la cause matérielle d'un mal hideux, et de reconstituer une ankylose nouvelle, mais rectiligne. Cette affection, qui faisait le désespoir du jeune Allemand, était due à l'ouverture de l'articulation du genou, par la piqûre accidentelle de la pointe d'un sabre, et à l'impardonnable négligence de ses nombreux chirurgiens.

Était-ce bien, de la part de ce malheureux, un caprice, la vanité, la coquetterie, qui le poussaient si ardemment, à se défaire de son infirmité? Quel est le chirurgien qui, pour le guérir, aurait eu la moindre confiance aux bains les plus célèbres, aux douches et boues les plus renommées? Et quel est l'opérateur qui, aujourd'hui surtout et après les résultats cités par M. Bérard lui-même, serait assez cruel pour condamner un pareil jeune homme à supporter, patiemment et jusqu'à la fin de ses jours, un état aussi pénible? Et si cet individu était un docteur en chirurgie, au commencement d'une belle carrière, et qui aurait fait les plus grands efforts pour s'y lancer?..... Répondez M. Bérard!

On m'a adressé, il y a peu de jours, une demoiselle de vingt-neuf ans, qui a eu, dans son enfance, des nécroses vers le poignet et près de l'articulation du genou. Celui-ci n'est pas complétement ankylosé, ni trop engorgé; mais, par suite de l'adhérence de la rotule aux condyles voisins, et d'une fausse position prise et gardée, la jambe fait un angle presque droit avec la cuisse, et tous les fléchisseurs sont assez raccourcis, pour que, dans les tentatives d'extension, leurs tendons soient fortement tendus et saillants. Cette personne ne peut donc pas s'appuyer sur le pied, et est obligée de marcher péniblement, pour elle et les siens, à l'aide d'une béquille.

Croit-on, par hasard, lorsque j'aurai fait subir quelques préparations, jugées nécessaires à l'état de cette *estropiée,* qui est à la fleur de son âge, j'hésiterai, un seul instant, à couper les tendons ci-dessus, et à rompre brusquement les adhérences de la rotule ? Si je ne le faisais pas, je croirais me constituer le complice du chirurgien, qui a eu le tort grave de laisser s'ankyloser l'os sous un angle aussi fâcheux, et qui a négligé de maintenir la jambe dans des rapports plus propres à fonctionner.

Je ne crois pas que ma conduite viole, ici, les règles de prudence qu'établit M. Bégin, à la fin de ses réflexions sur le rapport de M. Bérard. Je suis seulement beaucoup plus explicite que le savant professeur du Val-de-Grâce ; et, s'il lui arrive de me trouver par trop rustre, de mon côté je crois être en droit de l'envisager comme sacrifiant, mal à propos, à la timidité et à la cauteleuse réserve. Quoi qu'il en soit, voici comment s'exprime cet habile opérateur, dans les *Annales de chirurgie,* de juillet dernier, p. 332 :

« Enfin, jusqu'à ce que les faits plus nombreux, plus
« complets, plus exactement observés, aient résolu la
« question (1), le chirurgien prudent doit encore, sinon
« s'abstenir entièrement, du moins insister sur les
« moyens lents, doux, inoffensifs, que l'art a mis, jus-
« qu'à présent en usage (2), et ne recourir aux opéra-

---

(1) Et comment pourront-ils la résoudre, si on commence par les infirmer et les interdire? (*Première question à M. Bégin*).

(2) Même dans les ankyloses complètes, et avec des adhérences invétérées des surfaces osseuses? (*Seconde question*).

« tions que dans certains cas exceptionnels , très-favo-
« rables , qui lui donnent la certitude , sinon de guérir
« entièrement , du moins de ne pas nuire et de ne pas
« compromettre les membres ou même la vie des ma-
« lades » (1).

Eh ! quel est, au demeurant, le chirurgien qui oserait
s'élever contre de pareilles sentences ? Elles devraient
être inscrites en lettres d'or , au portique de tous les
hôpitaux , et en tête de tous les traités de médecine
opératoire , tant elles s'appliquent bien *à la généralité
de nos opérations*. Aussi, ne saurai-je trop leur donner
mon assentiment, car je suis loin de vouloir sortir la
rupture des ankyloses du cadre nosologique de la *mécanique médicale*.

Ici, toutefois, et malgré tout le respect que j'ai pour
MM. Bérard et Bégin , et que je dois à l'Académie de
médecine tout entière , je me garderai de commettre la
grande faute qu'on se permet constamment, dans les
cliniques , en chaire et dans tous les livres, lorsqu'il
s'agit d'une opération quelconque : Au lieu de remonter
à des principes stables , à des doctrines bien arrêtées ,
ou bien de chercher à les découvrir et fixer d'une manière positive, comme il est donné à la chirurgie de le
faire, on ne veut voir et discuter que le procédé de tel
ou tel personnage , plus ou moins marquant ou plus

---

(1) M. Bégin admet donc des exceptions ? Et sur quoi les
fonde-t-il ? Apparemment sur les faits cités par MM. Louvrier et
Bérard, puisqu'il n'y en a pas d'autres ? Mais ne sont-ils pas précisément en faveur de la règle, plutôt que pour établir des exceptions ? (*Dernière question.*)

ou moins obscur ; et l'on s'obstine à mettre, religieuse-
ment en scène, les *individus*, leur opinion et leurs manœuvres, tandis qu'il s'agit des *choses* et de leurs rapports scientifiques avec tel cas pathologique donné.

Si vous doutez de ces assertions, ouvrez le premier
traité de chirurgie qui vous tombera sous la main,
même le plus moderne, et vous serez émerveillé de la
quantité de noms propres qu'on s'ingénie à faire passer
successivement sous vos yeux. Ils semblent être placés
là, tout exprès, pour servir de prétexte à la plate fla-
gornerie, d'escorte à l'esprit de secte et de coterie, de
sauf-conduit à la facile tradition, de rempart à la ser-
vile imitation, et de *palladium* à l'ignoble routine ; et le
tout au détriment des principes et des doctrines scientifiques. Ne serait-il pas temps, enfin, que les chirurgiens s'émancipassent, et qu'ils voulussent bien cesser
d'être à la merci des petites passions et des gros
amours-propres, ainsi qu'à la remorque de noms fameux, et de s'enrôler sous les fameuses bannières de
ces derniers ?

Il est fort commode, en effet, à l'aide de cet échafaudage, de trouver une besogne toute bâclée, et de
pouvoir s'en référer tout uniment à ce qu'on a lu ou
vu faire, sans avoir besoin de se mettre en frais de réflexions et d'examen.

On comprend aisément, combien ces éternelles cita-
tions d'auteurs ou prétendus tels sont capables d'en
imposer, pour un grand fond de savoir. Comment un
si pompeux étalage d'érudition, comme on dit, doit
être sans cesse le bienvenu et de bon aloi ; et comme

tout cela est propre à charmer les yeux avides d'une multitude , qui ne sait pas se donner la peine de penser, et qu'on a habituée à gober, sans distinction et avec avidité, tout ce qu'on lui présente de moins confortable et de plus indigeste. Bel exemple, vraiment, pou rune jeunesse studieuse, éminemment impressionnable et imitatrice.

Mais ne faut-il pas aussi, même en fait de médecine opératoire et de clinique, continuer de confondre, sans profit comme sans pudeur, ce qui appartient à l'histoire, avec ce qui tient à l'art ; ce qui concerne les hommes, avec ce qui intéresse les affaires ; les mots sonores et clinquants, avec les choses utiles et nécessaires ?

Pour mon compte, je tiens, ici comme en d'autres occasions, à ce qu'on ne m'accuse pas de grossir, mal à propos, le troupeau de la gent moutonnière, et de lui subordonner mon libre arbitre et ma raison.

ARTICLE III.

Application du principe de la rupture des ankyloses.

« Cette opération peut s'appliquer aux ankyloses de *toutes* les articulations, lorsqu'elle est suffisamment justifiée et légitimée. » Telle est la règle *très* ou, comme on voudra, *trop* générale, mais qui admet de nombreuses exceptions ou contre-indications, lesquelles seront mentionnées à l'article suivant.

Ce n'est pas tant l'étendue ou la gravité apparente

du mal, que ses complicatious variées et l'état général de l'infirme, qui doivent être prises en considération ; mais, encore ici, l'expérience, acquise par la fréquente rupture des ankyloses, et les essais entrepris sur les animaux, ne manqueront pas de jeter quelque jour sur cette importante question. Alors seulement, la chirurgie saura apprécier, dans quel cas d'ankylose elle peut appeler encore la mécanique à son secours ; et quels sont ceux où l'intervention de cette dernière doit être absolument interdite et repoussée.

Outre les cas nombreux, fournis par M. Louvrier, et dont nous dirons deux mots ailleurs, les annales de l'art ont encore en sa faveur des faits incontestables, produits par des accidents heureux, des coups, des chutes et par l'aveugle et téméraire empirisme.

M. le docteur Niebs, de Mâcon, a rapporté, à cette occasion, à la section médicale de Lyon, l'observation d'une jeune fille, atteinte, depuis six ans, d'une ankylose du genou, et qui, à la suite d'une chute violente en bas d'un escalier, a vu disparaître son mal, tout en conservant quelques mouvements articulaires.

Je me souviens aussi d'avoir vu, dans mon enfance, un grossier paysan, qui faisait, pour ainsi dire, instinctivement le métier de rebouteur, s'y prendre comme suit, chez un jeune homme, pour ramener forcément les mouvements articulaires du genou, dans une ankylose complète, avec extension parfaite de la jambe sur la cuisse, et qui résultait d'une cause traumatique.

Après avoir fait tenir vigoureusement la cuisse, et placer le jarret, en travers sur une pièce cylindrique

de bois , le médicastre se mit , lourdement et brusquement, à cheval sur la partie inférieure et antérieure de
la jambe , et parvint ainsi à faire craquer et fléchir, sur-
le-champ, l'articulation tibio-fémorale et à rétablir ,
impunément , le jeu de cette charnière.

On pourrait donc se permettre la rupture d'une
adhérence entre le fémur et le tibia , lors même que
cette ankylose aurait placé les deux os dans une direction rectiligne , et qu'on serait sollicité, par le malade ou ses parents , de rétablir, à tout prix , quelques
mouvements d'extension et de flexion dans son genou.
Il est probable , du moins , qu'il existe quelques circonstances où une semblable pratique pourrait être
autorisée et avoir un plein succès ; mais nous ne sommes
pas assez avancés , en physiologie chirurgicale, pour
pouvoir aborder, dans ce moment, une matière aussi
ardue.

Voici, cependant encore et à ce même sujet, quelques
passages d'une lettre , que M. Campiche, chirurgien à
Rolle , vient de me communiquer, et qui concerne une
de ses parentes : Cette dame avait une ankylose droite
du genou , à la suite d'un accident grave datant de trois
mois. Elle voulait guérir à tout prix, et avait , dans ce
but , fait inutilement usage de tous les moyens indiqués en pareil cas. Aussi et en désespoir de cause ,
alla-t-elle se mettre entre les mains d'un certain Abram
Dury, homme sans aucune éducation, qui n'était, pour
ainsi dire , pas sorti de son village , et qui passait, cependant au long et au large, pour un fameux r'habil-
leur : « On me fit asseoir sur une chaise , un homme me

tenait la cuisse, Abram me prit la jambe sous son bras gauche, et au moment où je m'y attendais le moins, il me fit sentir un coup violent sous le genou, accompagné d'un bruit comme si l'on rompait un morceau de sapin bien sec; puis il me plia la jambe en arrière. Tout cela se fit avec beaucoup de vitesse. L'opération finie, il posa mon pied à terre avec le genou plié, ce que je ne pouvais faire auparavant. Aussi, j'oubliai mes souffrances et mes douleurs horribles, quand je vis que mon genou n'était plus ni droit, ni roide, et qu'il faisait tous ses mouvements.

« Personne, en me voyant marcher maintenant, ne peut se douter par où j'ai passé; c'est donc vous dire que mon genou fait toutes ses fonctions.

« Abram me dit qu'il avait été surpris que je ne me fusse pas évanouie, au moment de l'opération; car les hommes les plus robustes étaient restés entre ses mains, et, avant de continuer, il fallait les rappeler à la vie.

« J'ai ouï dire qu'Abram a opéré un grand nombre de personnes avec succès : des jambes à crochets et qui faisaient l'angle, des hanches qui ne faisaient point de fonctions, etc.

« Il est vrai qu'il a eu des cas qui n'ont pas été couronnés de succès (1).

« Je dois vous dire encore, que lorsque je communiquai à l'un de mes chirurgiens, le docteur Morel, ce

---

(1) Les insuccès sont inconnus à Paris, et surtout des académiciens. Les revers reviennent de droit aux chirurgiens des provinces; témoin Dupuytren, qui, dans une année, n'a compté, sur 24 amputés, que... 21 morts. (*Gaz. des hôp.*, 22 févr. 1840.)

que j'avais fait, il me répondit qu'il aurait craint d'exécuter une semblable opération, et qu'il admirait mon courage et celui de l'opérateur; car, ajouta-t-il, *c'était jouer à quitte ou double.* »

Cette dernière phrase, manque au Rapport de l'Académie; car elle le résume en cinq mots énergiques et qui sont à la portée de toutes les intelligences. En effet : *plus de jambe, ou deux au lieu d'une.*

Il est impossible que l'homme, doué de quelque raison et frappé de faits aussi significatifs, bien qu'ils soient épars et isolés, puisse encore prétendre : que la chirurgie, avec ses ressources infinies, doive rester impassible en face de ces coups fortunés du sort; se montrer inférieure à l'action aveugle et aventureuse du pur hasard; se déclarer incapable de s'élever à la hauteur de vues de la classe la plus ignorante des médicastres; rougir de puiser de bonnes leçons et ses plus belles inspirations, même à une source aussi impure; conserver ses préventions, dès qu'il s'agit de ses intérêts les plus chers, aussi bien que des droits de l'humanité; et ne pas s'estimer heureuse que des traits de lumière, *d'où qu'ils viennent,* jaillissent autour d'elle, pour éclairer sa marche.

Le procédé Louvrier, n'est destiné, par ce chirurgien, qu'au redressement des genoux, vicieusement ankylosés; mais nous n'en resterons pas là, et nous ferons servir le principe sur lequel il s'appuie, lorsque nous serons appelé au secours des fractures monstrueusement traitées, et qui ne sont consolidées que par un cal provisoire, susceptible encore de céder et de se rompre , sous l'effet d'une haute pression. L'expérience a , dès longtemps , sanctionné cette doctrine , et je l'ai appliquée , moi même , avec le plus heureux succès.

Ce même procédé opératoire pourra s'adapter encore , lors d'une ankylose complète du coude, l'avant-bras se trouvant dans l'extension parfaite sur le bras , et formant , avec celui-ci , une ligne droite. Cette position , sans être aussi embarrassante et fâcheuse , pour le membre thoracique , que la flexion de la jambe à angle droit l'est pour le membre abdominal, ne laisse pas , cependant, que de limiter et d'entraver notablement les fonctions attribuées au premier. Elle peut donc, dans certaines circonstances, réclamer une rectification telle , que l'avant-bras puisse être plus ou moins *fléchi* sur le bras.

Cette opération a , sans doute, beaucoup d'analogie avec le redressement brusque du genou. N'oublions pas , cependant, que ce qui peut se passer, sans danger ou sans inconvénient, vers l'articulation du coude, est loin de pouvoir s'appliquer , de même, à celle du genou. Les efforts auxquels l'un et l'autre de ces ginglymes sont exposés diffèrent trop, pour qu'ils n'apportent pas aussi une différence notable dans les résultats de l'expérimentation qu'on pourrait tenter pour éclairer cette question. Ceux qui font , si impunément, des résections du coude , pourront nous dire : quand ils croiront pouvoir briser celui-ci , *sans endommager la peau ;* placer l'avant-bras dans une position convenable; et maintenir , par des mouvements réitérés d'extension et de flexion, un jeu quelconque de l'articulation huméro-cubitale. Laissons-leur donc aussi le *temps* de mûrir leur *expérience* et d'éclairer un sujet aussi inté-ressant.

En me fondant d'ailleurs sur cet axiome : *qui peut le plus peut aussi le moins*, je crois être en droit de tirer cette autre conséquence : Si le principe de la force brusque ou brutale, lorsqu'il est appliqué à l'extension de la jambe sur le genou et à la flexion de l'avant-bras sur le bras, est admissible, quand ces parties sont solidement et fatalement soudées entre elles ; ce même principe peut et doit également se montrer efficace, si l'ankylose n'est *qu'incomplète*. On ne manquera donc pas d'y avoir recours, lorsque les indications seront clairement formulées. A quoi bon, en effet, employer des mois ou même des années, à ramener un membre à la rectitude ou à la flexion, quand on possède un moyen d'arriver au but en quelques secondes ? Où se-raient, je ne dis pas les dangers, mais les inconvénients d'un pareil mode expéditif de procéder ? Le malade et ses parents ne vous tiendront-ils pas compte d'abréger le traitement et d'accélérer la guérison ?

Toutes les objections tombent devant les explications que j'ai données plus haut, et avec les mots *fractures*, *luxations, opérations sous-cutanées, ténotomie* et aux-quels j'ai assimilé la rupture des ankyloses. Or, dans toutes celles de ces dernières qui sont incomplètes, il y a évidemment moins de gravité, et plus de simpli-cité pathologique ; de sorte qu'il ne s'agirait plus, alors, ni de fracture, ni de luxation, mais seulement de *fou-*

lure ou *d'entorse* artificielles, plus ou moins simples ou plus ou moins compliquées.

Si l'on refusait d'admettre cette analogie d'état et de traitement, et si l'on repoussait ce dernier, on arriverait à mettre presque en question les alternatives suivantes : Vaudrait-il mieux, dans l'extraction d'une grosse molaire, dans la réduction d'une luxation, dans l'amputation d'un sein ou d'un membre, etc. etc., procéder avec une lenteur extrême et qui prendrait plusieurs jours, ou seulement plusieurs heures ; ou bien ne mettre que deux minutes, tout au plus, à ces mêmes opérations ? Ici, le *cito* serait, du moins, parfaitement en harmonie avec le *tuto*, et le malade en mesure de rattacher encore le *jucunde* à ces deux mots.

Ou bien, s'imagine-t-on peut-être, que, s'il existe encore quelque crainte de récrudescence, ou telle autre complication fâcheuse, dans une ankylose incomplète, il y ait moins de risques à courir, en agissant lentement, constamment et très-longuement, avec des moyens orthopédiques plus ou moins rudes, qu'en triomphant, avec rapidité et d'un seul coup, des obstacles matériels ? Ne vaut-il pas mieux en finir brusquement et se mettre, par conséquent, en mesure de faire tête immédiatement à l'orage et à l'irritation qui pourraient survenir, consécutivement à cette courte opération, que d'être dans le cas d'*escarmoucher*, jour et nuit, sans pouvoir parer au mal qui doit résulter de ces attaques incessantes et sans portée ?

Je me contente de poser ces questions, qui n'existent déjà plus pour moi, mais que chacun appréciera comme il l'entendra et pourra.

L'application du principe de la rupture des ankyloses est, non-seulement facultative, mais *obligatoire* dans les deux circonstances qui suivent :

1° L'ankylose n'existe pas encore, mais elle est inévitable ; ou bien, 2° elle a déjà cheminé, et elle est prête à prendre de la consistance. Cependant, dans l'un et l'autre cas, la jambe ou l'avant-bras se trouvent dans de fausses positions ; l'une est fléchie sur la cuisse, l'autre étendu sur le bras. Il n'y a donc pas un instant à perdre : il faut, à tout prix, étendre la première et fléchir le second, puis les maintenir en position, par les moyens simples qu'indique la mécanique appliquée, exactement comme si l'on venait de réduire une fracture.

ARTICLE IV.

Des contre-indications de la rupture des ankyloses.

Il ne suffit pas qu'il existe une ankylose, pour qu'on soit autorisé à la rompre brusquement ; comme aussi on ne s'empresse pas d'appliquer le forceps dans un accouchement difficile, ni le couteau chaque fois qu'un membre semble devoir être amputé. Il n'y a rien d'absolu en chirurgie, parce que, comme nous le verrons bientôt, des quatre éléments qui constituent chacune de nos opérations, le physiologique est là, le plus souvent, pour paralyser notre bras ou lui donner de la fermeté et même de l'audace. Aussi, est-ce la seule partie que nous ne puissions saisir et suivre *qu'expérimentalement ;* et, cependant, elle domine les trois autres.

Quoique la plupart de nos opérations soient réglées, dans combien de cas n'abuse-t-on pas de la permission ou de la facilité qu'on a de les faire? C'est qu'on est obligé, trop souvent, de se décider rapidement et sur-le-champ, et qu'il s'agit, on le croit du moins, de cas tellement graves, que le moindre retard peut décider de la vie ou de la mort des individus qui nous sont confiés.

Dans les ankyloses, au contraire, rien ne périclite, et l'on peut, à loisir et tout à son aise, examiner, peser, consulter, *attendre.* Ce dernier parti sera souvent de rigueur, afin de laisser, au mal, le temps de se mieux dessiner, d'avoir celui de combattre quelques symptômes fâcheux, et de faire taire certaines complications plus ou moins redoutables.

La règle générale d'où découlent les contre-indications de la rupture des ankyloses est, du reste, facile à formuler, et la voici : « Plus l'état du malade et celui des parties ankylosées présenteront d'anomalies suspectes, et plus aussi on devra s'abstenir. »

Les ankyloses articulaires qui sont dues aux scrofules ou à telle autre dyscrasie ne pourront, par conséquent, pas être rompues, aussi longtemps qu'elles seront encore sous l'influence de l'état général.

L'arrêt de développement du membre, la très-grande faiblesse de l'innervation et de la circulation, et l'atrophie considérable des muscles semblent être de nouvelles contre-indications de l'opération.

Il serait également et tout du moins téméraire de la tenter, quand on aurait des raisons de craindre qu'à la suite des désordres articulaires qui ont donné lieu à l'ankylose, les nerfs et les gros vaisseaux pourraient avoir contracté des adhérences avec l'os, et qu'ils devraient donc se déchirer, en même temps que ce dernier serait rompu. Dans le doute d'une semblable complication, et qu'on voulût néanmoins en courir absolument les chances, il faudrait être prêt, soit à la ligature de l'artère fémorale, soit même à l'amputation de la cuisse, et que le malade ou ses proches fussent prévenus de cette fâcheuse éventualité.

Ces considérations tombent, toutefois, s'il est question de l'ankylose rectiligne du coude, et lorsqu'on voudrait lui substituer la flexion angulaire de l'avant-bras.

On renoncera, de même, à tout procédé mécanique empreint de violence et de brusquerie, lorsque les désordres de l'articulation seront tels, qu'on ne pourrait y remédier, même avec les plus heureuses manœuvres. Cela doit arriver notamment lors de certaines ankyloses compliquées de luxation en arrière du tibia.

Il ne reste, dans toutes ces funestes circonstances, au chirurgien tout comme à l'estropié que cela concerne, que la triste ressource de la résignation, et du respect des faits trop malheureusement accomplis.

Quoique j'aie avancé, dans l'article précédent, que les ankylsoses de *toutes* les articulations pouvaient, scientifiquement parlant, être rompues, je dois, cependant, n'admettre l'opération, pour l'iléo-fémorale, que lorsque la cuisse serait soudée d'une manière si horrible et si fatale, qu'elle empêcherait l'application d'un membre artificiel. Cela va sans dire, qu'il n'y aurait, d'ailleurs, aucune des contre-indications que je viens de mentionner.

L'Américain Barton fait ici usage de la scie, mais la mécanique a mis à notre disposition un moyen plus expéditif, moins douloureux et plus sûr, pour exécuter ces solutions de continuité : *c'est la rupture ou fracture de l'os.*

ARTICLE V.

De la rupture des ankyloses envisagée comme une opération clinique (1).

Quatre éléments *obligés* forment, *seuls*, l'ensemble de toute opération chirurgicale et, par conséquent, de la rupture d'une ankylose : l'élément pathologique,

---

(1) Je me suis soulevé, dans ma *Chirurgie simplifiée*, t. ii, ch. 1, contre la prétention absurde ; source d'erreurs, de fausses interprétations et de mauvaises manœuvres, qu'on se permet encore, en élevant à la hauteur d'opérations chirurgicales toutes celles qu'on se permet, sous ce nom, dans les amphithéâtres, et pour l'instruction des élèves.

Il manque à ces *singeries* opératoires, tout juste la plus belle moitié, les éléments essentiels de cette partie de la thérapeutique : l'élément pathologique et le physiologique. Voilà pourquoi j'ai cru devoir accoler ici l'adjectif *clinique* au substantif *opération*, afin d'éviter toute équivoque.

anatomique, physiologique et mécanique. (Voy. chap. ii de *la Chirurgie simplifiée.*) Or, l'état pathologique des organes peut être envisagé séparément, ou mis en regard avec ces mêmes organes à l'état normal, et se confondre alors sous les noms collectifs d'*anatomie pathologique* de l'articulation ankylosée. Je dois renvoyer cet objet à ceux qui l'ont suffisamment étudié et traité, *s'il en existe ;* et aux musées qui contiennent les pièces propres à éclairer la matière, ainsi que les spécimens sur lesquels se trouvent réunis l'état pathologique et anatomique.

Mais, comment scinder ces deux derniers de l'état physiologique? Celui-ci, de concert avec l'anatomie, ne constitue-t-il pas, à son tour, un autre ensemble bien autrement important et qui est connu sous le nom d'*organisme vivant?* Or, c'est ce dernier qui doit surtout être pris en considération par l'opérateur, et qu'il doit examiner, successivement et dans les rapports qui existent, entre l'anatomie normale et pathologique, et entre celle-ci et l'organisme doué de vie. Alors seulement il pourra, s'il y a lieu, recourir à la mécanique appliquée. Or, celle-ci est si puissante, si souple et si complaisante, qu'elle fournira, constamment et à point nommé, à l'homme de l'art, les moyens les plus propres à réaliser, sur-le-champ, toutes ses prévisions, tous ses désirs. Il suffira qu'il les précise nettement, et les mette, surtout, en harmonie avec les exigences physiologiques.

On voit donc: que le moyen curatif, l'instrument, la machine, ou le *pouvoir exécutif,* si l'on veut, est un agent qu'il ne faut considérer qu'en le mettant en présence de l'anatomie pathologique *vivante* de chaque cas particulier, et qui doit toujours être subordonné à cette dernière.

Je ne m'arrêterai, un instant, que sur les éléments mécanique et physiologique, qui sont en scène dans mon sujet, et je laisserai, à de plus habiles, le soin de discuter et d'analyser les deux autres.

A. De l'élément mécanique propre à la rupture
des ankyloses.

L'agent mécanique est tellement accessoire et sous l'influence de la *possibilité* d'opérer, que, si celle-ci n'était pas reconnue, celui-là tomberait de plein droit et serait comme nul et non avenu, quel que fût, d'ailleurs, le talent et le génie qui auraient présidé à sa confection. On a donc eu tort, à l'Académie de médecine, d'envisager la machine Louvrier, en quelque sorte, comme le principal, et de lui donner une importance qu'elle ne mérite certainement pas; c'est ce qui ressortira des quelques réflexions suivantes.

La possibilité de rompre des adhérences, solidement établies entre le tibia et le fémur, et de briser ces deux os, dans l'endroit même de leur réunion intime, est incontestable, et le plus léger coup d'œil, jeté sur les merveilleuses ressources de la mécanique, ne nous laisse aucun doute à cet égard. Ces deux os ne formant plus, en effet, qu'une seule et même tige angulaire ou tortueuse, on comprend aisément qu'il nous est donné de fracturer celle-ci, à volonté, dans tel ou tel point, directement, indirectement; en un mot, exactement de la même manière qu'ont lieu toutes les fractures accidentelles du squelette.

L'opération Louvrier se réduit donc, en définitive, *à redresser un corps solide qui est courbé*, un bâton, par exemple, après avoir fait céder ou brisé les parties qui s'opposent à ce redressement. Or, nous savons assez qu'il suffit, dans ce but, de tirer ou de pousser sur leurs deux extrémités, tandis qu'on presse, en sens inverse, sur leur partie saillante ou moyenne, ou sur l'endroit même où nous désirons que s'effectue la fracture. C'est, en effet, ce que nous faisons, quand nous voulons redresser un arc ou casser une baguette *avec les mains*.

Si, par conséquent, cette opération n'est pas autre chose, elle est si simple, qu'elle peut toujours être exécutée, facilement et sur-le-champ, à l'aide d'un levier. Il suffira de faire agir celui-ci sur la jambe et le pied, avec une vigueur convenable, tandis qu'on fixera la cuisse correspondante, et qu'on pressera fortement sur la région rotulienne. Aucun obstacle ne peut résister au déploiement de moyens aussi puissants, puisqu'il est assez connu qu'on peut les porter au plus haut degré d'énergie.

Ici, du moins, nous avons en notre pouvoir, pour rompre de simples adhérences osseuses, tout ce que demandait Archimède, pour ébranler le globe entier; c'est-à-dire, un et même plusieurs points d'appui solides. Il en faut, d'ailleurs, de ces points d'appui, en forme d'attelles concaves, afin de protéger les os de la jambe et de la cuisse, pour qu'ils résistent suffisamment aux efforts réunis de traction et de pression, et qu'ils ne puissent se rompre que, tout juste, à l'endroit dont on aura préalablement fait choix.

Du reste, le simple bon sens, les lois de la mécanique appliquée, et la connaissance positive que nous avons de l'effet énergique qu'on peut produire, avec les mains, seules (1) ou armées d'un levier ; toutes ces circonstances ne nous laisseront que l'embarras du choix, quand nous devrons nous familiariser avec les meilleurs moyens propres à étendre et à faire céder des tissus osseux, jusqu'à leur rupture instantanée et complète.

Cette rupture, je le répète, s'effectuera à l'endroit même qui sera indiqué et précisé par l'homme de l'art. Il n'est donc pas très-exact de dire, avec M. le rapporteur de l'Académie : « Qu'il est impossible de prédire, à l'avance, quels seront les effets de l'application de la machine Louvrier, soit sur les os, soit sur les parties molles. »

Nous sommes, au contraire, parfaitement à notre aise, sous tous ces rapports, et nous n'avions, certes, nul besoin de l'instrument de M. Louvrier et de sa

---

(1) Voyez, dans *la Chirurgie simplifiée*, ce que j'ai dit sur le type de nos meilleurs instruments, et étudiez, une minute seulement, et sur la première verge ou branche tortueuse que vous rencontrerez, l'effet de nos organes, quand vous voudrez rompre les objets ci-dessus, précisément à l'endroit que vous aurez choisi.

puissance fracturante, pour que cette vérité fût de la plus parfaite évidence, aux yeux, du moins, des chirurgiens qui se donnent la peine de réfléchir.

Quant aux parties molles, l'assertion soutenue dans le rapport est encore moins conforme à l'exacte vérité ; car la mécanique appliquée est parfaitement en mesure de les ménager autant qu'il est nécessaire. Il suffit, dans ce but, de mettre en harmonie l'élément mollesse de nos agents (le coton, la laine, le crin) avec la résistance présumée qu'on aura à vaincre, et avec la puissance de traction et de flexion jugée nécessaire, pour en triompher.

Or, j'ai fait voir, à ce sujet, dans la chirurgie simplifiée, et le gros bon sens indique assez les rapports précis qui existent entre ces trois facteurs cliniques, dans tous les cas où ils doivent se trouver en présence. « Il s'agit, en d'autres termes, de mettre, tout simplement d'accord, l'élément mécanique de la rupture des ankyloses avec les exigences de l'organisme vivant. » Telle est la règle claire et positive qui découle des principes que j'ai posés, à satiété, dans maint endroit de ma chirurgie simplifiée, règle qui devait pleinement rassurer M. Bérard et l'Académie, s'ils l'eussent connue.

B. - *De l'élément physiologique dans la rupture des ankyloses.*

La physiologie est, ici plus que dans aucune opération, le point important à aborder, celui qui domine tout le danger, tout l'avenir de la position ; car si vous en faites abstraction, il n'est aucun état pathologique, aucune disposition anatomique dont la mécanique ne puisse venir sur-le-champ, parfaitement, *impunément* à bout, et exactement comme sur un cadavre. Aussi, l'innocuité, l'utilité, la convenance, le but clinique en un mot; tout cela doit toujours être motivé sur l'état de l'organisme vivant, et lui être entièrement subordonné; de sorte que l'opérateur n'aura le droit de faire que ce que la physiologie lui permettra, et qu'il devra respecter les bornes qu'elle a mises à son ignorance, à ses caprices, à son audace et à sa brutalité.

La physiologie, quand elle intervient, comme elle le doit, dans une opération grave, se rattache à la vie d'abord et à sa conservation, aux sensations pénibles qu'on fait subir à l'opéré, ainsi qu'à l'état où le plongeront et le condamneront les suites immédiates ou consécutives de l'opération elle-même. Elle tient donc, de très-près, à l'humanité; et l'on peut dire, sans exagération, que le chirurgien qui est sourd à la voix de la physiologie est un être inhumain, pour ne pas dire plus. Et pourtant que de tortures inutiles! que d'inutilités funestes! que de négligences coupables! que d'erreurs grossières! que de légèretés impardonnables! que d'incroyables étourderies! on se permet chaque jour, au détriment de l'élément vital, sensible et humanitaire dont la garde nous est confiée! (1)

---

(1) Cette exclamation et ces accusations graves, je n'ai pu les retenir, après tout ce que *j'ai vu,* dans quelques voyages scientifiques récents; mais voyez plutôt, lecteur, la seconde partie de ce travail, le recueil de mes *Visions chirurgicales.*

Mais comment apprécier, ici, les exigences et les lois de la vie et de ses organes ? Par quel moyen pressentir et suivre ses manifestations ? N'est-ce pas par l'*expérience et les expériences ?*

L'une nous a servi de guide, dès le début de notre carrière; elle nous accompagne, sans cesse encore, et pourra nous éclairer de plus en plus. Il faut donc la laisser agir et parler, au lieu de l'intimider, par des votations imprudentes et irréfléchies.

Les expériences ressortiront des efforts et des essais variés et judicieux des physiologistes , lorsque ces hommes spéciaux voudront bien les diriger et les faire servir au profit des opérateurs. Il nous manque, en effet, une physiologie *chirurgicale,* dont le temps peut seul nous doter, et qui, s'attachant à la question, à peine soulevée de la rupture des ankyloses, parviendra, sans aucun doute, à l'élucider et à la résoudre.

Toutefois, le physiologiste se gardera de prêter son ministère et ses soins à ce mode opératoire, si, au lieu de l'encourager et de lui savoir gré de son travail, tous les intéressés le stigmatisent, *par avance*, non-seulement comme frivole et vain , mais encore comme attentatoire aux droits de l'humanité.

Avant de terminer cette monographie, et de passer à sa partie la plus délicate et la plus ardue, *aux conclusions,* je dois ajouter encore quelques mots : M. Louvrier assistait à la séance de la section médicale du congrès, lorsque j'y ai lu mon mémoire, et immédiatement après, il a présenté son instrument, et en a expliqué et exposé le mécanisme. Il est fort beau, trop compliqué, sans doute, mais parfaitement adapté au but qu'il doit atteindre.

L'auteur, en même temps, a distribué une brochure de quarante pages, sous le titre : *Institut pour le redressement des membres*, fondé à Pontarlier 1841. Il y donne, comme suit, la description de sa machine : « Elle est construite de telle sorte, que les points d'appui se trouvent sur toute la circonférence de la cuisse ; que la force s'applique sur toute la périphérie de la jambe et du pied, de manière à vaincre, plus sûrement, la résistance qui est au genou. Au moyen de poulies de renvoi, la force d'extension opère aussi une force de pression, qui est en harmonie avec elle. »

On le voit donc, cet appareil exprime, très-exactement, l'effet que doivent produire nos deux mains, sur un bâton tortueux, lorsque nous voulons le casser sur un point donné. Les deux pouces, en effet, sont placés sur ce dernier, afin de le presser, tandis que les huit autres doigts tirent et appuient, en même temps, sur les deux portions du bâton qui sont en-deçà ou en-delà des pouces. C'est, du reste, ce qui se présentera, presque toujours, chaque fois qu'on voudra prendre la main pour point de départ, pour guide, pour contrôle, en fait d'appareil chirurgical. Il est même tel instrument complexe, qu'on aurait amené, tout d'abord, à sa perfection ; c'est-à-dire, à *sa plus grande simplicité*, si on se fût avisé d'en prendre le modèle, sur le pouce et l'index, lorsque ces deux doigts sont ajustés pour, saisir, pincer, serrer et écraser un corps. Tel est évidemment le dernier lithotripteur connu : demandez plutôt à M. Leroy d'Étiolles.

En analysant, d'ailleurs, ce qui se passe entre les huit doigts, d'un côté, et les deux pouces, de l'autre, lorsqu'ils formulent les puissances qu'il s'agit de mettre en jeu, pour rompre une ankylose angulaire du genou, on aperçoit aussitôt deux actes distincts, deux éléments particuliers de disjonction. Le premier consiste dans des tractions, en sens inverse, sur le trajet de la cuisse et de la jambe; et le second est exprimé par une pression perpendiculaire d'avant en arrière sur le genou.

Ces deux forces motrices doivent se combiner et s'harmoniser suivant que l'angle, que forment entre eux les deux os, est plus ou moins ouvert, ou plus ou moins aigu. Plus cet angle se raprochera du droit ou de l'aigu, plus aussi les tractions seront indispensables et devront prédominer sur la pression. Elles diminueront, au contraire, de valeur ou d'actualité, au fur et à mesure que l'angle sera plus ouvert, ou que le redressement s'opérera. Elles céderont alors le pas à la force de pression, et pourront même finir par n'être plus nécessaires et par s'éclipser entièrement, en présence de cette dernière. (Voir les figures.)

Le contraire aura lieu pour ce qui concerne la force de pression appliquée sur la réunion des deux os ou le sommet de l'angle, c'est-à-dire vers le genou. Elle sera presque nulle si l'angle est aigu et lorsque, par exemple, le talon touche la fesse, ou se rapproche considérablement du bassin. Mais elle augmentera d'intensité, et son effet se déploiera, plus spécialement, à mesure que l'extension de la jambe sur la cuisse s'opérera, et que le membre sera ramené à la ligne droite.

La force de traction se trouve donc, ordinairement, en raison inverse de celle de pression, ou *vice versâ;* et le maximum nécessaire de l'une est alors combiné avec le minimum de l'autre. Il existe, cependant, telle ouverture de l'angle fémoro-tibial, où les deux forces doivent avoir une égale importance, dans l'acte de la rupture et du redressement, et concourir au même degré à *ces deux opérations.*

Je dis DEUX; car c'est ici le lieu d'établir ce qui a été passé complétement sous silence, dans le rapport Bérard; c'est-à-dire, la distinction entre la *rupture* et le *redressement,* dans une ankylose angulaire complète, et avec soudure intime des os entre eux.

L'une a toujours lieu dans un temps indivisible; elle est instantanée et brusque, comme toutes les fractures; et l'autre se passe plus ou moins lentement, graduellement et à volonté.

La première est primitive ou préliminaire, et pourrait même exister seule et sans aucun redressement subséquent.

Ce dernier, au contraire, ne peut s'exécuter qu'à la suite de la rupture et lui est entièrement subordonné.

La rupture exige, le plus souvent, un très-grand déploiement de force, tandis que le redressement peut se faire sans trop d'efforts, surtout si l'on a jugé convenable de faire précéder la section des tendons , des ligaments et des tissus mous les plus récalcitrants.

Du reste, M. Louvrier n'a pas du tout l'air de s'inquiéter, le moins du monde, de la résistance de ces derniers, et il n'a, par conséquent, jamais recours aux sections sous-cutanées pour l'infirmer. Il prétend que c'est inutile, et que les muscles et les ligaments, même dans les ankyloses angulaires les plus extrêmes et les plus invétérées, peuvent être immédiatement ramenés à leur longueur normale, par le seul effet de sa machine.

Quoique son expérience sur cette spécialité chirurgicale date de plusieurs années, et qu'elle s'appuie sur vingt-sept cas plus ou moins extraordinaires et concluants; il est permis, cependant, à l'expérimentation des physiologistes, de statuer, plus exactement, sur un fait clinique de cette importance, et d'en constater mieux la portée et la valeur.

L'opération du redressement des membres rétractés, après la rupture des os, ou sans celle-ci, lorsque ces derniers n'auraient pas contracté d'adhérence intime entre eux; cette opération serait alors tellement simplifiée et facile, qu'on s'empressera, probablement, de l'appliquer à tous les cas pathologiques qui seront dus à la rétraction seule des muscles et des ligaments.

Que sont, en effet, ces anomalies musculaires, ligamenteuses et fibreuses, dans les simples rétractions des membres et, par conséquent, dans les ankyloses dites *incomplètes*; c'est-à-dire, qui ne sont point compliquées d'adhérence des surfaces articulaires entre elles ? Et à quoi peut-on assimiler ces dernières ? Nous avons évidemmemt sous les yeux, l'image d'une articulation qui était tout à fait ankylosée et dont on vient de rompre, brusquement et à l'aide de la mécanique, les moyens d'intime union, et qu'on ne craint point maintenant, à l'exemple de M. Louvrier, de ramener sur-le-champ à une direction rectiligne. Or, ce chirurgien ne s'embarrasse plus. alors, si tel ou tel muscle, tel ou tel ligament, tel ou tel autre tissu, souffriront ou ne seront pas trop lésés par ses brusques et brutales manœuvres de redressement. La rupture est effectuée ; elle suffit aux yeux de cet opérateur; il *peut* donc passer outre et continuer d'appliquer son procédé, avec la même confiance, |avec l'égal sang-froid que Strohmeyer et ses heureux imitateurs mettent à sabrer impitoyablement tout ce qui les offusque. Et pourquoi non ? N'est-ce pas du *sous-cutané* tout pur ?

Dans son travail, M. Louvrier a consigné vingt-six observations de redressement de la jambe sur la cuisse. Sur ce nombre, vingt-quatre ont eu un plein succès et, dans deux cas seulement, la mort a été produite : ici par une maladie vénérienne et une phthisie, et là, à ce qu'il paraît, par l'absence de soins et par un appareil dextriné le plus maladroitement placé et replacé, trois fois de suite, et contre la volonté expresse de l'opérateur. Dans l'un et l'autre de ces deux funestes événements, il y. a eu évidemment des circonstances atténuantes, et, entre autres, de la légèreté et l'oubli complet des premiers principes de l'art de guérir.

Toutes ces observations sont, d'ailleurs, convenablement détaillées ; les dates, les noms des malades, celui des lieux de leur résidence, des médecins et des professeurs qui ont assisté à l'opération ; tout cela est indiqué avec soin , ainsi que le résultat obtenu.

Parmi les opérations de M. Louvrier, il en est qui ont eu beaucoup de retentissement et qui en sont dignes ; j'en citerai deux seulement : la première se trouve consignée dans les actes de l'Académie des sciences et belles-lettres de Besançon, 1839, p. 98.

« La jambe gauche était fléchie presque à angle droit et il n'y avait aucun mouvement articulaire ; la rotule offrait seulement un peu de mobilité latérale. Les professeurs de l'École, se réunirent, soixante-huit jours après l'opération qui avait été faite sous leurs yeux, pour constater son résultat définitif.

« 1° La santé n'a pas été ébranlée par elle ; les douleurs n'ont amené aucune réaction fâcheuse, l'enfant se porte aussi bien qu'auparavant.

« 2° La jambe est ramenée dans une extension parfaite, et la marche a lieu sans douleur.

« 3° L'examen attentif de l'articulation n'y fait reconnaître aucun mouvement. »

Le rapport détaillé de ce fait est signé par neuf membres distingués de l'École.

La seconde observation, qui figure sous le numéro 9, est également très-brillante, et a été exécutée sur M. Lequinquis, ancien chancelier du consulat de France, à Valparaiso. Cet étranger a témoigné , à M. Louvrier, en prose, en vers et probablement d'une autre manière encore, *son enchantement pour sa cure merveilleuse ;* car, après six années d'une ankylose angulaire, il n'a eu besoin que de six semaines de ménagements, après l'opération, pour pouvoir se promener, avec facilité et sans ressentir la moindre douleur au genou. M. Bérard, au dire de M. Louvrier, aurait reçu de M. Lequinquis, lui-même, la confirmation et les plus minutieux détails de cette guérison, *de ce miracle !*

La plupart des autres observations sont tellement belles et hors ligne, que j'aurais pu, en les résumant, y puiser les motifs les plus puissants, pour établir, de la manière la plus nette et la plus positive, tout ce que j'ai cru devoir avancer sur l'innocuité, non pas seulement *relative,* mais *absolue* de la rupture des ankyloses.

Aussi, et en faisant la part, peut-être, de quelques déductions théoriques et de certains points de principes et de doctrine, au moyen desquels j'ai cru devoir envisager le magnifique sujet de la rupture des ankyloses; en tenant compte aussi de mon intention manifeste de le sortir de l'ornière fangeuse de l'empirisme pur, dans laquelle il était ignominieusement lancé; en prenant en considération, en outre, mes faibles efforts pour lui donner un vernis tant soit peu scientifique; tout en convenant, dis-je, que j'ai pu rendre, sous ces divers rapports, de faciles services à une belle cause, en vue de la produire mieux dans le monde chirurgical, etc., etc.; M. Louvrier ne manquera pas, d'un autre côté, de m'accuser d'avoir gâté ou rapetissé son procédé, avec mes réserves prudentes et mes méticuleuses distinctions.

Elles pourront, en effet, paraître déplacées, ou du

moins d'une excessive pâleur, en face des cas extrêmes et de tous genres, que le docteur de Pontarlier n'a pas craint d'attaquer. La guérison, exempte d'accidents graves, peut à peine excuser l'audacieuse témérité qui l'a si heureusement, disons mieux, si incroyablement amenée.

Le succès pourrait, seul, en effet, faire pardonner une conduite aussi étrange, si nous ne savions pas, d'autre part : « que rien ne doit plus nous surprendre, en fait de médecine mécanique, et que le cercle du possible est loin de s'être encore assez élargi pour elle. » Pourquoi faut-il que l'un des coryphées de la chirurgie *parisienne*, comme on dit si élégamment, ne porte pas le nom de Louvrier, afin de servir d'infaillible garant et de drapeau resplendissant et obligé à la nouvelle opération ? Quel dommage, surtout, que Pontarlier ne soit pas Paris ! que le Doubs ne représente pas la Seine ! et que le Jura ne s'appelle pas... Montmartre !

La *Gazette des hôpitaux* a recueilli avec soin les principaux faits qui se rattachent au procédé opératoire de M. Louvrier. Il en est question dans des articles fort étendus, du 3 août 1839, 24 août, 16 novembre même année, 22 février, 2 juillet 1840, et qui méritent d'être lus et médités, pour les détails piquants qu'ils renferment. Les petits manéges, les grosses inconséquences, les ridicules prétentions et les sottises de certaines gens n'y sont pas épargnés, et semblent faits exprès pour rehausser le mérite du docteur de Pontarlier. Je me contenterai de citer quelques fragments de l'article du 7 décembre 1839.

« Dès lors, M. le docteur Louvrier aurait pu regarder sa découverte comme suffisamment établie, si, dans notre temps, il n'était
devenu bien difficile de faire accepter un succès si légitime qu'il
puisse être ; aujourd'hui surtout, où chacun se fait auteur ou
partisan d'innovations si nombreuses et si peu importantes ! Car,
que le véritable inventeur d'un procédé nouveau oublie, dans sa
description, telle petite particularité, un second opérateur y apporte bientôt, même sans s'en apercevoir, cette modification
toute simple, toute naturelle ; puis vient un troisième, qui, plus
rigoriste, plus minutieux, examine et épluche tous les détails, et,
se prévalant des omissions des autres, ne trouve rien de plus
commode que de s'approprier l'invention, quand il n'a que le
mérite d'avoir bien remarqué, et d'avoir parlé le premier de ce
que les autres faisaient avant lui. De là les discussions, les polémiques, les sarcasmes, voire même les injures !... Eh ! mon Dieu !
sans tous ces moyens, que de noms retentissants aujourd'hui
seraient encore ignorés du public, et sans que la science y eût
rien perdu !

Mais en soumettant sa découverte aux investigations de tout le
monde, si M. Louvrier savait d'avance qu'il trouverait autre
chose que des admirateurs, il devait au moins compter n'avoir
affaire qu'à des adversaires pleins de franchise et de bonne foi.
En constatant le contraire, nous tenons d'abord à nous défendre
expressément de toute intention hostile, de toute attaque personnelle contre les auteurs des contradictions que nous allons
rapporter ; nous nous bornons à les consigner ici, laissant à chacun de nos lecteurs le droit de les qualifier et de les apprécier à
leur juste valeur. Disons seulement qu'à notre avis toutes préventions flatteuses ou défavorables devraient être dissimulées
dans l'examen auquel on soumet un fait scientifique ; quant à
nous, nous ne ferons jamais d'un compte rendu un prospectus à
l'usage de personne, parce que nous désavouons complétement
cette maxime de camaraderie si connue et trop souvent mise en
pratique : *Nul n'aura de l'esprit, hors nous et nos amis*, dont l'application nous parut toujours peu loyale, et, de plus, éminemment
blâmable, quand il s'agit de choses qui intéressent essentiellement le progrès de la science et le bien-être de l'humanité. Mais,
fidèles aux principes de justice et d'impartialité que nous nous
sommes tracés, nous regardons comme un devoir de combattre

la critique exagérée qu'a soulevée la nouvelle méthode de M. le docteur Louvrier, et de démentir publiquement les bruits malveillants dont il a été personnellement l'objet.

Inattaquable à titre de plagiat, ou de simple perfectionnement, afin de pouvoir contredire l'invention de M. Louvrier, il a fallu lui contester les avantages qu'elle a sur d'autres procédés, et encore exagérer ses conséquences, et le peu d'inconvénients inévitables qu'elle présente.

Ainsi, l'on a dit que, bien que guérissant, l'extension complète et instantanée était un moyen trop cruel, comparativement à l'extension progressive et continue des auteurs, et à la section des tendons pratiquée par quelques orthopédistes; puis on s'est récrié contre l'application de l'appareil. Sans avoir rien vu, l'on a supposé des lésions impossibles à constater; ou bien, infidèle dans le compte-rendu des expériences, l'on a exagéré les douleurs de l'opération, et on en a fait une scène de torture qui n'existe heureusement que dans l'imagination de ceux qui ont voulu se la représenter.

Quant au parallèle entre le mode de traitement de M. Louvrier et tous ceux antérieurs, nous dirons d'abord que, sous le point de vue principal de son application, il n'y a pas lieu de l'établir; car ce n'est pas seulement un procédé, c'est plutôt une méthode qu'il a inventée, méthode unique, spéciale dans certains cas, et non moins préférablement avantageuse dans tous les autres. Nous allons essayer de le démontrer.

. Les ankyloses peuvent se présenter sous trois états différents, qu'il est essentiel de bien distinguer. Le premier, et le plus grave, est celui d'ankylose complète, c'est-à-dire quand le moindre mouvement est tout à fait impossible, parce qu'il y a adhérence et véritable soudure des parties osseuses dans toute leur surface de contiguïté, avec ou sans rétraction des muscles. Or, jusqu'ici, auteurs et praticiens sont unanimes pour reconnaître ce cas comme absolument incurable, et nulle part aucun traitement n'a été prescrit ni pratiqué avec la moindre chance de succès.

Sous ce rapport, on ne peut donc pas mettre en comparaison le traitement du docteur Louvrier, dont l'invention a pour but principal de procurer une guérison, ou tout au moins une amélioration qu'on regardait jusqu'alors comme absolument impossible. Oui, sans doute, ç'a été une entreprise hardie, téméraire, que de vouloir et d'essayer des succès en dépit de la science elle-même; mais enfin, seul il y a réussi! Cependant, pour ne pas imiter en sens contraire les adversaires que nous combattons, gardons-nous d'exagérer les avantages de sa précieuse découverte.

Quand, par exemple, il s'agit d'une ankylose aussi complète que possible, comme nous l'entendons ici, produite par une affection qui a pu amener, outre la soudure des os, la désorganisation des parties, et la dégénérescence des tissus qui les environnent, dire qu'avec son procédé M. Louvrier pourra rendre au malade une articulation aussi mobile, aussi facile que dans un membre sain, ce serait se jouer de la dignité et de la crédulité de tout le monde. Non, il ne peut pas donner à un organe les matériaux qui lui manquent pour qu'il fonctionne comme dans l'état normal; mais ce que les résultats obtenus jusqu'à présent lui permettent d'assurer, c'est qu'en pareil cas le cartilage d'ossification étant rompu par suite de l'application de son appareil, le malade recouvrera un membre droit, qui ne jouira peut-être, il est vrai, que de quelques mouvements, il est possible même d'aucuns, mais qui lui sera toujours d'un avantage et d'une utilité comparables seulement à l'embarras et à l'incommodité qui l'accablaient précédemment. N'est-ce pas là un bienfait immense, si, outre qu'il est à peu près certain, il n'expose à aucune chance fâcheuse pour le gagner? Or, la méthode de M. Louvrier est la seule, jusqu'à présent, qui ait osé le promettre, et qui soit capable de le procurer.

Un second cas d'ankylose assez fréquent est celui où la rétraction des muscles est l'état le plus sensible; il reste quelques mouvements, parce que les surfaces osseuses ne sont pas soudées dans toute leur étendue. Souvent le tibia reste complétement libre de toute adhérence: mais alors, quand la jambe se fléchit sur la cuisse, la rotule se déjette en dehors, et, soit par sa base, soit par la partie supérieure de sa face postérieure, se soude avec un point de la face antérieure ou inférieure de l'extrémité du fémur. Dans cet état, les mouvements de flexion sont peu gênés, mais ceux d'extension trouvent d'abord pour premier obstacle la rétraction plus ou moins prononcée des muscles de la région postérieure de la cuisse, et puis ils ne peuvent jamais aller au-delà de l'empêchement qu'éprouve le tibia en se relevant sur la rotule fixée comme nous l'avons dit.

Or, nous le demandons, les moyens ordinaires suffisent-ils pour triompher de cette affection dans de telles circonstances? Non, sans doute. Nous concevons que la section des tendons musculaires, et même l'extension continue, diminuent la flexion et viennent à bout du premier obstacle; mais le résultat ne sera-t-il pas, sinon inutile, du moins incomplet, quand, après l'opération tranchante, on se trouvera arrêté par la résistance qu'oppose le point d'ossification de la rotule? Et, arrivé là, n'importe lequel des deux procédés échoue, car nous retombons dans le cas où l'on dit que nul moyen n'est à tenter contre la soudure des os. Il est évident, en effet, qu'à ce point, la section des muscles serait une opération cruellement inutile, et que l'extension prolongée, même au-delà de tout le temps possible, ne pourrait qu'occasionner la luxation du tibia en arrière, repoussé qu'il serait par la résistance de la rotule qui ne serait pas vaincue. Donc il vaut mieux invoquer tout de suite le bénéfice de la méthode de M. Louvrier, qui tout d'abord suffit pour triompher de l'affection, et, en définitive, devient l'unique ressource.

Enfin, si nous parlons du troisième cas d'ankylose, dans lequel on ne trouve aucune soudure des os, mais seulement une rétraction forte et ancienne des muscles, chacun doit voir de suite de quel côté est l'avantage de la comparaison entre les procédés jusqu'à présent mis en usage, et l'innovation qui tend à les remplacer. Considérons, en effet, d'un côté, l'extension progressive, longue et continuellement pénible, n'allant jamais au gré du médecin ni du malade, qui éprouve d'autant plus d'inquiétudes et de tourments, que les effets en sont plus lents; ou bien la section des tendons, opération qui, bien que peu dangereuse, n'est cependant pas exempte de difficultés; car encore faut-il y apporter toute la précaution nécessaire pour ne pas léser les vaisseaux voisins, et laisser intactes les gaines des tendons, sans quoi tout l'avantage du procédé s'évanouirait, et laisserait en outre courir les chances d'accidents plus ou moins graves qui peuvent quelquefois rendre le remède pire que le mal; songeons encore que ce procédé se complique de l'adjonction du précédent, qui en devient le complément et l'accessoire inévitable... et puis, de l'autre côté, examinons les conséquences rapides et non moins satisfaisantes d'une méthode qui n'entraîne ni traitement ni longues souffrances, et dont l'effet, immédiatement certain, semble, d'après l'expérience acquise jusqu'ici , être à l'abri de tout accident qui vienne , comme ailleurs , retarder et entraver la guérison.

On a dit que, dans l'opération par l'appareil de M. Louvrier, il y avait rupture et déchirement des parties molles, des ligaments !... Eh! mon Dieu! qu'en savent donc ceux qui l'assurent et veulent le faire croire aux autres? Jusqu'à ce jour , aucune vérification anatomique faite sur un membre opéré pendant la vie n'a permis de le constater, et M. Louvrier assure et prouve que , dans les nombreuses expériences qu'il a d'abord faites sur le cadavre, il n'a jamais rencontré d'autre modification dans les tissus , que le décollement des surfaces osseuses par la rupture d'un cartilage très-dense , qu'il dit être intermédiaire à la soudure des os , et le simple allongement, sans aucune altération traumatique, des parties molles rétractées. Mais encore, si les ligaments d'une articulation coopèrent au mouvement de rétraction , sont-ils plus épargnés dans l'application des deux autres procédés , soit qu'on les tiraille continuellement, soit qu'on en fasse la section? Et d'ailleurs, quoi qu'il arrive, quelles que soient les modifications que supportent les parties, puisque tout cela se fait sans difficulté et sans accident, n'en voyons que le but et le résultat si avantageux, si satisfaisants ; acceptons-le donc sans controverse, et sans nous inquiéter d'une théorie inexplicable ; non plus que de la crainte de ces douleurs, qu'on a voulu faire si déchirantes , si effroyables , que le bénéfice de l'opération n'en compenserait véritablement pas l'horreur ! Jamais l'opération ne dépasse trente secondes, et toujours la douleur a cessé avant que l'appareil soit enlevé. Or, nous le demandons, quand cette douleur serait cent fois plus vive, quand il faudrait la supporter plus longtemps, serait-ce encore payer trop cher le bienfait qu'on en retire ? Pour l'acquérir, trouverait-on plus avantageux de se livrer à une opération sanglante, souvent hasardeuse, toujours douloureuse, longue, pénible, et dont les résultats, d'abord incertains , se font attendre pendant des mois au milieu de souffrances continuelles et d'anxiétés sans fin, si des complications quelquefois inévitables viennent retarder la guérison, et même fréquemment déjouer toutes les espérances ?...

Ainsi donc, en résumant les trois cas d'ankyloses que nous avons décrits, nous maintenons nos motifs de préférence pour

l'application de la nouvelle méthode : parce que, dans l'un, elle
est unique, indispensable ; parce que, dans le second, elle rem
place toute seule les deux autres procédés qui, s'ils sont em
ployés, n'en sont, pour ainsi dire, que les préliminaires ; et parce
que, dans le troisième, si ceux-ci peuvent guérir, ils ne le font
qu'avec plus de lenteur, moins de certitude et pas plus d'avan
tage.

Si, du reste, ce que nous avons dit n'est pas convaincant, que
les incrédules fassent comme nous, qu'ils interrogent les faits, et
qu'ils croient du moins ce qu'ils verront eux-mêmes.

Voici le compte-rendu sommaire que nous avons à en présenter :

1° Parmi les opérés, dont l'indication est faite au numéro du
24 août dernier, la femme de l'hôpital Necker a depuis longtemps
quitté cet établisssement ; sans avoir recouvré entièrement l'u-
sage bien libre de sa jambe, elle peut facilement aller et venir
avec l'aide d'un simple bâton. Son membre n'a rien perdu de sa
rectitude, et gagne chaque jour en force et en agilité.

2° Madame S..., rue du Faubourg-Montmartre, 32, a quitté
Paris dans les derniers jours du mois d'octobre, heureuse d'a-
voir recouvré l'usage de sa jambe ; dans une de ses dernières
lettres, elle annonce la surprise et l'enchantement que sa guérison a causés à tous les membres de sa famille et aux médecins de
Dijon, qui l'avaient traitée sans succès pendant si longtemps, et
elle confirme de nouveau son état satisfaisant.

3° Madame V..., rue Saint-Louis, 77, continue à jouir des
mouvements que l'opération lui a rendus dans son articulation
qui était complétement soudée ; un excès de prudence l'empêche
même de s'en servir autant qu'elle le pourrait et qu'elle le devrait, car l'habitude et l'exercice donneraient bientôt à son
membre toute la facilité possible.

4° M. N..., rue Saint-Nicaise, 2, est parti le 23 novembre pour
retourner chez lui. Dès la troisième semaine après l'opération,
et pendant tout le reste de son séjour à Paris, il est sorti et a
continuellement couru, vaquant à ses affaires, rendant visite aux
médecins qui l'avaient vu opérer, sans autre soutien que sa
canne, et quelquefois, par précaution contre trop de fatigue,
portant un léger bandage contentif autour de son genou. Nous
l'avons vu nous-même marcher avec ce simple appareil, et on

nous a fait observer, à son hôtel, que souvent il sortait et montait les escaliers sans aucun appui ni bandage.

5° Madame X..., du passage du Grand-Cerf, 48 (journal du 24 octobre), avait pu d'abord se servir de sa jambe avec quelques mouvements qui ne se sont pas maintenus, à cause d'une nouvelle affection qu'a amenée dans l'articulation la constitution éminemment scrofuleuse de cette dame. Sa jambe s'est donc réankylosée ; mais cette fois la soudure s'est faite dans l'état de rectitude le plus parfait, en sorte qu'elle se sert de son membre, va et vient avec tant de facilité, qu'elle n'a pas même besoin du secours d'un bâton.

6° La femme couchée au n° 23 de la salle Sainte-Agnès, à l'hôpital de la Charité (dont l'opération est rapportée au numéro du 16 novembre), offre toujours la certitude de voir se compléter toute l'amélioration qu'on pouvait apporter à son état si pitoyable ; la mobilité devient de plus en plus facile dans l'articulation. Elle se lève, et fait sans grandes difficultés quelques pas autour de son lit.

Depuis ce temps, M. Louvrier a encore opéré :

7° Le 18 novembre, rue de l'Entrepôt, 27, mademoiselle N..., âgée de seize ans, et qui, depuis l'âge de cinq ans, était affectée d'une tumeur blanche qui avait amené sa jambe à l'état de flexion à angle aigu très-élevé sur la cuisse, avec complication de luxation déjà fort ancienne du tibia en arrière des condyles du fémur, et déplacement de la rotule en dehors. L'opération, faite avec la même facilité que de coutume, a permis à la jeune malade d'appuyer toute la plante du pied sur le sol, trois jours après le redressement du genou, et le succès se maintient aussi sûrement qu'on pouvait l'espérer.

8° Le 22 novembre, à l'hôpital Beaujon, dans le service de M. Laugier, au n° 33 de la salle Sainte-Isabelle, une femme, âgée de vingt-un ans, qui, ayant été atteinte il y a deux ans, pendant le temps d'une grossesse, d'une violente arthrite au genou gauche, a vu sa jambe se fléchir rapidement. Depuis quinze mois, l'articulation du genou était ankylosée incomplétement, car de légers mouvements de flexion étaient encore possibles avant l'opération ; mais la rotule, déviée de sa position, était adhérente par sa base à la partie antérieure du condyle externe du fémur. L'opération, faite avec succès, sans pourtant avoir

décollé la portion de rotule soudée, a mis la jambe dans un état
de rectitude parfaite, qui permet à la malade, depuis quelques
jours déjà, de se lever et de s'en servir.

9° Au n° 46 de la salle Beaujon, un jeune homme, âgé de vingt-
six ans, employé dans l'administration des contributions indi-
rectes, arrivé la veille, de Brest, avec une ankylose du genou
gauche à angle presque droit, datant de deux ans, et produite
par une suite d'abcès à la partie inférieure de la cuisse, dont
l'un n'est pas encore net de suppuration. Cette circonstance,
toute fâcheuse qu'elle paraisse, n'arrête cependant pas M. Louvrier dans l'application de son appareil. Déjà il a eu occasion
d'opérer sur des membres affectés d'abcès scrofuleux en plein
état de suppuration, qui, chose incroyable, ont été résorbés et
cicatrisés en même temps que l'ankylose détruite. Dans le cas
actuel, on pouvait craindre une altération dans le tissu du fémur; mais après s'être assuré que cet os ne présentait qu'un peu
plus de volume à son extrémité inférieure, l'opération a été dé-
cidée. L'ankylose était incomplète comme dans le cas précédent,
mais avec cette particularité, que la rotule était plus désavanta-
geusement placée, car elle adhérait à la face tout à fait inférieure
du condyle externe : aussi, dans le redressement, sa résistance
a-t-elle été assez forte pour faire opérer au tibia un léger mouvement de retour en arrière des condyles; mais une seconde
épreuve de simple traction a complété l'opération, dont le résultat marche avec la même satisfaction que toutes les autres.

10° Nous ne rapporterons pas le détail de l'opération faite rue
Saint-Honoré, 163, dont l'observation a été recueillie par un de
nos collaborateurs, et aussitôt publiée dans le numéro du 30 novembre. Nous dirons seulement, pour la compléter, que le malade, enchanté d'un résultat si heureux, et surtout si prompt,
voudrait déjà s'en aller, comptant jouir, sous peu de jours, de
l'usage parfaitement libre de sa jambe, qu'il fait manœuvrer à sa
guise.

11° Enfin, rue l'Évêque, 20, M. Louvrier a opéré, le 28 novembre, M. G..., jeune homme de dix-sept ans, affecté au genou
gauche d'une tumeur blanche qui avait occasionné l'ankylose de
l'articulation, sous un angle obtus peu élevé, mais avec adhérence complète de la rotule sur le fémur et sur le tibia; car tous
mouvements étaient impossibles avant l'opération. Mais comme

la soudure s'était faite en haut, à la partie antérieure de l'un des condyles, au moyen d'une légère modification dans l'application de l'appareil, il a été facile de la décoller entièrement au moment du redressement. C'est ce qui a eu lieu, et a pu être aussitôt constaté par tous ceux qui ont voulu lui imprimer tous les mouvements possibles. La douleur de l'opération a été si promptement dissipée, que le jeune malade, à peine débarrassé de l'appareil, s'est rendu à son lit, dans une autre chambre, en appuyant son pied entièrement à plat sur le parquet, et sans autre aide que le bras d'un des assistants. Les suites en sont aujourd'hui on ne peut plus satisfaisantes, et sous peu de jours, la guérison va être parfaite.

Toutes ces dernières opérations ont encore été faites par M. Louvrier, en présence d'un grand nombre de médecins et de chirurgiens, qui se sont empressés de témoigner hautement de leur complet assentiment pour une méthode dont l'invention leur a paru si précieuse, et l'application si bienfaisante. *Quant à l'exécution, rien n'est plus admirable*, disaient les incrédules, qui veulent encore attendre les effets avant d'être tout à fait convaincus.

Dire que les éloges et les encouragements dont M. Louvrier a été l'objet lui ont été donnés par MM. Marjolin, Louis, Bérard, Velpeau, Bouvier, et grand nombre d'autres praticiens distingués, si bons juges de tout ce qui regarde la science, c'est leur donner toute garantie d'équité et de justice, et relever en même temps le mérite de celui qui les a reçus ; mais, comme de nos jours, au milieu de tant de jalousies et de basses intrigues, aucun avantage, si légitime qu'il soit, ne peut rester sans compensation pour les envieux qu'il tracasse, il a bien fallu que le nom de M. Louvrier, à peine connu, mais qui s'annonçait sous d'heureux auspices, fût déjà compromis par les soins de la malveillance et de la calomnie. »

Les deux paragraphes suivants et qui se rapportent à ces deux derniers substantifs, expliquent comment on a voulu attribuer à M. Louvrier, les suites funestes d'une opération exécutée à l'Hôtel-Dieu, tandis qu'il était complétement étranger à l'accident qui a amené ce malheur.

« Jusqu'à présent, aucun accident n'est venu entraver le résultat des onze opérations que M. Louvrier a faites sur les genoux ankylosés; prochainement il va tenter l'application de son appareil modifié contre les ankyloses du membre supérieur. Nous ne saurions trop l'encourager dans cette voie de persévérance et de progrès : ce sera le meilleur moyen de répondre aux contradictions intéressées et aux attaques malveillantes dont il sera encore indubitablement l'objet. Mais, sans y prendre garde, qu'il travaille aux perfectionnements que l'expérience et la pratique ne manqueront pas de lui inspirer, de manière à prouver à tout le monde que la guérison des ankyloses, que l'on ne tentait même pas jusqu'ici, est pour lui chose simple et facile ; et qu'ensuite, il soit bien convaincu que son seul tort actuel est qu'il est étranger dans un pays où il est si malaisé de se produire soi-même, sans prôneurs et sans amitiés profitables; et qu'ayant fait ce qu'on regardait comme impossible, il se trouve avoir raison contre tout le monde. Mais, pourquoi aussi, M. Louvrier a-t-il mis tant d'obstination dans son fait? Il devait savoir qu'il n'est permis d'inventer qu'à Paris, et que prétendre à cette gloire, quand on vient d'une petite ville de la Franche-Comté, c'est commettre une impertinence, un crime de lèse-capitale, que les rebuffades et les façons méprisantes de quelques-uns ne sauraient lui faire expier trop rudement. »

Il va sans dire que je copie, et que je ne suis pas obligé de partager toutes les opinions du journaliste.

Que penser, après tant de succès éclatants, du contenu de mon article IV, sur les *contre-indications* à la rupture des ankyloses? Faudra-t-il que je le fasse disparaître ou que je le désavoue? Non, certes! Il doit subsister en plein, et je le maintiens tel, ne fût-ce que provisoirement et jusqu'à ce que des faits plus nom-

breux encore, autorisent, non pas sa radiation complète,
c'est impossible ; mais quelques modifications moins
restrictives, et une manière plus large d'assaillir un
ennemi, désormais découvert et facile à vaincre.

Malgré les triomphes de M. Louvrier et ceux qui at-
tendent ses imitateurs, il ne serait, cependant, pas
très-exact de dire : qu'un grand principe de médecine
mécanique a été posé par ce jeune et intrépide opérateur ; car, longtemps avant lui et même *tout près de
lui* (1) l'ignorance et la brutalité se sont, en quelque
sorte, fait un jeu de la rupture des ankyloses. Mais il a
fait faire un grand pas à celle dite *angulaire du genou*,
et il est parvenu à la régulariser et à y attacher son
nom. C'est ainsi, également, que les chirurgiens ont
successivement mis un peu plus d'ordre au traitement
des fractures, en imitant ce qu'ils ont vu faire à de
grossiers rebouteurs, leurs devanciers.

----

(1) Abram Dury demeure dans le canton de Neufchâtel, à fort
peu de distance de Pontarlier ; il s'est très-probablement fait
connaître aussi vers l'extrême frontière française. La renommée
de ces gens-là s'étend aisément, parce qu'on s'empresse de taire
les revers, et qu'on proclame et grossit les succès avec d'autant
plus de fureur, qu'ils sont plus incroyables pour de tels ignares.
Un de mes amis, M. M..., m'avait adressé, par exemple, un enfant bien malade, d'une ville située à quarante lieues de Lausanne. Le père n'est pas plus tôt arrivé en Suisse, qu'il cède aux
suggestions de je ne sais qui, et se dirige tout droit... vers ce
même Abram Dury. J'ignore ce qui en est résulté ; mais il est évident que le rhabilleur aurait estropié, et même fait périr le jeune
malade, qu'on se serait bien gardé d'en dire mot ; car ceux : *C'est
bien votre dam ! qu'alliez-vous faire chez ce médicastra ?* n'auraient
pas manqué de retentir cruellement aux oreilles et au cœur d'un
père affligé.

Les Français sont bien libres, assurément, l'Académie de médecine à leur tête et forts de son suffrage, de refuser l'honneur qui revient à l'un de leurs compatriotes, pour s'être distingué dans le traitement d'une affection très-grave et réputée incurable ; et pour leur avoir enseigné d'en venir facilement et rapidement à bout. Un jour viendra, toutefois, et ce jour ne peut être bien éloigné, où les petites passions de certaines coteries, plus petites encore, se calmeront ; et où une autre Académie, non moins illustre et savante, voudra récompenser le service rendu, par M. Louvrier, à toute une classe de malheureux. Alors, elle saura interpréter, en faveur de ce jeune Français, les dispositions testamentaires de l'immortel Montyon. Ce sera justice !

Mais, jusque-là et en dépit de l'Académie de médecine, l'expérience aura prononcé avec maturité et assurance, sur la valeur du procédé. Alors aussi, on verra que la fortune et les honneurs entourent celui ou ceux qui auront su s'emparer du moyen, le remanier en sous-œuvre, et le faire tourner à l'avantage des estropiés, tout en reculant, de plus en plus, les bornes de la science. Alors enfin, on embouchera toutes les trompettes de la renommée, et on se glorifiera de ce qu'on a l'air de conspuer aujourd'hui.

Un des parlements de Paris n'avait-il pas été, au sujet de l'émétique, aussi loin que l'Académie de médecine est allée avec la rupture des ankyloses ? Pauvre humanité ! Pourquoi faut-il que l'erreur soit son partage, et que l'expérience acquise ne puisse même prévenir les récidives de ses monstrueux jugements? Mais hélas !..... *Errare humanum est !*

Il y a , sans contredit, de l'exagération dans les pompeuses observations contenues dans la brochure du médecin franc-comtois ; *le temps du merveilleux et des miracles est passé !* mais il y en a bien davantage encore dans le rapport du savant académicien de Paris !

Il y a eu, évidemment, assaut d'expressions ampoulées et d'hyperboliques phrases entre les deux écrivains. Reste à savoir : quel est celui qui a commencé l'attaque et qui l'a transportée sur cette ridicule et passionnée arène?

Les deux conclusions de l'impartial rapporteur sont, du moins, inconciliables , en opposition et contradiction formelles avec ses aveux et ses propres récits , ainsi qu'avec l'immense majorité des faits connus.

La question reste donc tout entière ; et j'estime que j'étais en droit de la traiter, *ab ovo* , et d'après mes convictions intimes , sans manquer au respect de la chose jugée , et de l'auguste tribunal qui a prononcé; j'en appelle, au surplus , à César mieux informé.

Il est bien entendu , au demeurant : que j'assume toute la responsabilité des principes que je professe dans ce mémoire, et que je me garderai d'établir un conflit entre le congrès scientifique de France et l'Académie de médecine de Paris , en engageant le premier à se prononcer différemment que cette dernière. Mes prétentions ne s'élèvent pas, heureusement, à ce point de ridiculité. Du reste, toutes les sociétés scientifiques de l'univers, quelque savantes qu'on veuille les supposer , ne peuvent statuer, pour le moment du moins , que sur la valeur purement mécanique, de la machine Louvrier, et sur ses effets immédiats ; mais nullement sur le principe lui-même de la rupture des ankyloses. Ici, il faut bien le redire et le reconnaître : Nous avons besoin, du moins la très-grande masse des opérateurs, de laisser beaucoup jaser les faits, et de les éclairer suffisamment, ainsi qu'on ne cesse de le répéter toujours, au flambeau de l'induction, de l'analogie, de l'observation et de l'expérience. Il importe donc de les consulter et de les peser, mûrement et longuement, ces faits et ces observations, afin de pouvoir se décider avec connaissance de cause et sagesse. Et, d'ailleurs, on ne perdra pas de vue : qu'il s'agit, par-dessus tout, d'un mode curatif spécial et nouveau, d'un procédé thérapeutique particulier et *complexe*, et que ce n'est pas à coups de majorités qu'on peut et doit en apprécier toute la portée.

Du reste, si, dans toutes les circonstances plus ou moins compliquées qui peuvent se présenter, les opérés, par le mode accéléré de M. Louvrier, ne sont pas *tous* au bénéfice des avantages qu'ils en espéraient, ou que pouvaient en attendre leurs opérateurs ; hélas ! ils partagent, en cela, le sort trop commun d'un grand nombre d'individus affligés de maladies graves, et qui ont recours à la médecine mécanique ! A quel titre la chirurgie aurait-elle, seule, le privilége d'être à l'abri des illusions et de toute espèce de déceptions ?

Je me croirais, du reste, indigne de l'honneur que m'a fait l'Académie de médecine, en me nommant son correspondant, si je n'avais pas, ici comme partout, le courage de mon opinion, et si je n'osais pas la dire tout entière.

C'est à la faveur de ces différentes réserves, que je vais résumer ce travail, et tracer quelques règles générales, comme suit :

1º Les ankyloses et, en particulier, l'ankylose angulaire du genou et celle rectiligne du coude, sont trop fâcheuses, pour que la chirurgie ne s'applique pas à y mettre un terme.

2º Les moyens mécaniques les plus énergiques sont seuls indiqués, lorsque les surfaces articulaires sont intimement soudées entre elles.

3º Si l'action permanente et plus ou moins lente des agents connus sous le nom d'orthopédiques, est sans effet ou insupportable contre ce genre d'affection ; et même, lorsqu'elle n'est qu'incomplète, on peut avoir également recours aux moyens qui sont capables de la rompre brusquement.

4º L'instrument de M. Louvrier, ou tel autre analogue peut être propre à produire cette fracture, cette luxation, cette entorse ou cette foulure, *artificielles.*

5º Ces lésions artificielles, *toutes choses égales d'ailleurs*, ne doivent pas être plus graves que celles qui sont le résultat de violences *accidentelles.*

6º La gravité des unes et des autres est due aux mêmes causes; c'est-à-dire, à leur mode vicieux de traitement ou à leurs *funestes complications.*

7º Si, dans une articulation ankylosée, il n'existe ni dégénérescence, ni altération fâcheuses, ni foyer perfide d'inflammation sourde, ni crainte de récrudescence du mal primitif; on peut *hardiment* employer la violence, pour rompre brusquement les adhérences qui donnent lieu à des INFIRMITÉS GRAVES (1).

8° Les ankyloses qui succèdent aux lésions traumamatiques et chez des individus exempts de vices constitutionnels sont, évidemment et tout particulièrement, dans le cas de celles qu'on peut attaquer et détruire instantanément.

9° Mais on aura, au contraire, d'autant plus de mauvaises chances à courir, avec les fractures, les luxations, entorses et foulures artificielles; et on devra par conséquent, d'autant mieux s'en abstenir, que l'état général du malade, et celui des parties affectées seront moins favorablement disposés.

10° L'expérience autorise, *néanmoins et dès aujourd'hui même*, l'homme de l'art : « à ne pas se laisser trop imposer par les apparences; à se défier d'une irrésolution déplacée; et à se garder de cacher une timidité et une faiblesse outrées, sous le masque, trop commode, d'un excès de réserve et de prudence ! »

11° Cette même expérience est loin encore de pou-

---

(1) J'ajouterai même, si l'on veut, les épithètes INTOLÉRABLES et DÉSESPÉRANTES, afin de faire mieux saisir cette imposante vérité : que la rupture des ankyloses est, quoi qu'on dise ou qu'on fasse, une nécessité chirurgicale qu'on doit subir, et qu'on est heureux d'accoler à tant d'autres, qui font honneur à l'art de guérir. Mais je dirai encore : qu'elle ne devra jamais figurer au nombre de ces opérations qu'on fait trop légèrement, et sans en avoir mûrement pesé les motifs, comme il arrive quelquefois pour un strabisme imperceptible ou imaginaire.

voir dire, ici, son dernier mot ; et la science, d'accord avec l'humanité, doit lui laisser le temps de se prononcer mieux, et de nous entourer davantage de ses vives lumières. Alors seulement nous pourrons savoir : « jusqu'à quel point, dans quelles limites et dans quels cas pathologiques, la mécanique pourra se concilier avec les droits et les exigences de la physiologie ; c'est-à-dire, de la vie elle-même. Alors seulement nous saurons apprécier les circonstances où cette dernière devra intervenir avec son *veto*, soit *absolu* soit *suspensif*. C'est, en effet, de la physiologie seule que le praticien doit, ici comme dans toutes ses opérations, recevoir le mot d'ordre. »

12° Il serait donc peu sage, il ne serait pas digne d'un corps savant d'étouffer, jamais, la voix de l'expérience appliquée à la physiologie, lorsque, comme c'est ici le cas, elle cherche à se faire entendre, et que nous avons de puissants motifs de la faire parler et de saisir ses moindres accents. Le congrès scientifique des provinces de France ne voudra pas, du moins, donner, au monde, un exemple aussi funeste.

13° Il ne voudra, pas davantage, s'exposer aux reproches et aux regrets d'avoir mis, par une votation inconsidérée, une opération importante *à l'index*, pour quelques rares revers, faciles à prévoir et à prévenir, et lorsque, d'ailleurs, il est constant : « que cette même opération a eu des succès inespérés, et qu'elle paraît destinée à en avoir de plus brillants encore, aussitôt qu'elle sera mieux réglée, et qu'elle aura reçu le degré de perfection dont elle est susceptible. »

14° Enfin, puisque l'Académie de médecine, a adopté, sans opposition, et voté à l'unanimité la proscription, à tout jamais, du principe, des préceptes et du moyen de rompre les ankyloses, quelles qu'elles soient et de guérir un mal iucurable, il est permis de dire d'elle, ce qu'on n'a pas craint d'appliquer au plus grand des poëtes :

Quandoque dormitat diva Academia

Cela ne veut pas dire, assurément, qu'à son prochain réveil, elle doive s'empresser de recommander M. Louvrier à l'Académie des sciences, pour qu'elle daigne lui octroyer un des prix Montyon. — Ce serait très-beau de sa part, sans doute; mais ce ne sera, probablement, pas nécessaire; car on saura facilement comprendre, en y regardant de plus près : que le jeune docteur Franc-Comtois a parfaitement appliqué, au traitement des ankyloses, *la force et l'adresse, l'intelligence et la raison.*

*Description raisonnée d'une machine propre au traite ·
ment accéléré des ankyloses du genou et du coude.*
(Voir la planche).

Cet instrument se compose d'une gouttière hyponarthécique, semblable à celle que j'ai proposée pour
le traitement des fractures fémorales (*Chirur. simpl.*,
tome II.) La jambe et la cuisse, dûment entourées d'attelles concaves, en carton, en cuir bouilli on en fil de
fer, sont placées et assujetties sur cette gouttière, au
moyen de cravates ou de courroies; le pied est fixé
au montant; l'extrémité supérieure de la gouttière
est également attachée au bassin, avec un large lien
matelassé; le membre entier repose d'ailleurs sur un
coussin mollet; et tout cela exactement comme s'il s'a-
gissait d'une fracture du fémur, traitée hyponarthéci-
quement (fig. 1).

Or, comme cette gouttière est à charnières, et que
celle-ci devra correspondre au jarret, il est clair qu'il
suffira de provoquer son extension, pour forcer celle
de la jambe sur la cuisse; et que cette manœuvre réus-
sira, d'autant mieux, qu'elle sera favorisée par la
pression simultanée du genou d'avant en arrière.

Ces forces combinées sont donc, comme on voit,
les mêmes que celles que nous employons pour redresser un arc ou un bâton courbé, et qui donnent
ainsi une idée parfaite de l'effet qui doit être produit,
pour redresser une ankylose angulaire du genou.

Afin d'obtenir ce résultat, le mieux possible, j'ai

emprunté, à la machine Louvrier, ses mouffles et sa planche, et j'ai remplacé le treuil ou cabestan à engrenage, par le simple levier du second genre. Et pour tout cela encore je me suis adressé à ma patrone favorite et chérie, la SIMPLICITÉ. J'ai, d'ailleurs, eu l'idée de fixer à l'extrémité supérieure de la planche, un lien pareil à celui dont on se sert pour faire la contre-extension dans la réduction d'un fémur luxé. Par ce moyen, lorsqu'on vient à exécuter des tractions, de haut en bas, sur le pied et sur l'extrémité inférieure de la planche au moyen des mouffles et du levier qui y prennent leur point d'appui, on fait éprouver, en même temps et au même degré, un mouvement répulsif de bas en haut sur l'extrémité supérieure de la cuisse.

Ces mouvements de traction et de répulsion en sens inverses, combinés avec celui de pression sur le genou que déterminent des mains intelligentes ou un levier transversal, expriment très-exactement, ce qui se passe avec nos deux mains et nos pouces, quand nous voulons redresser ou casser un bâton courbé en arc de cercle; et ils rappellent, d'ailleurs, purement et simplement, le facile mécanisme de mon puissant levier pour la réduction des membres luxés. (*Chirurg. simpl.*, t. II.)

Afin de remplacer, par un simple levier, le cylindre à engrenage que M. Louvrier fait tourner pour entortiller sa corde comme autour d'un fuseau; j'adapte, à cette même corde, quelques boucles placées à distance l'une de l'autre. Je puis alors les prendre successivement, pour fixer, alternativement aussi, deux bâtons, dont le bout inférieur viendra prendre son point d'appui sur la planche. Ainsi, lorsque le premier levier aura tiré sur la boucle n° 1 et épuisé son effet, le second levier s'appliquera à la boucle n° 2, et ainsi de suite (fig. 1).

Le mouvement de pression d'avant en arrière peut très-bien s'effectuer avec des mains intelligentes seules ou, au besoin, avec un levier transversal qui pressera sur le genou duement matelassé (fig. 2).

Si, pour la rupture d'une ankylose complète, il est presque toujours nécessaire de garantir la jambe et la cuisse, avec des attelles concaves suffisantes, ainsi qu'a vec la gouttière hyponarthécique, ces objets, on le conçoit aisément, cesseront d'être indispensables, aussitôt que la solution de continuité osseuse aura été effectuée, et il pourra être suffisant d'avoir recours, alors, aux simples tractions avec les mains dans le sens de l'axe du membre, et de les combiner avec une pression convenable sur le genou, mais perpendiculaire à cet axe. Au moyen de cette pression, et lorsque le jarret porterait à faux, il nous serait même donné de refouler facilement le genou en sens inverse.

Il est manifeste que tout cet attirail de forces mécaniques serait ridicule, lorsqu'il s'agirait de jeunes sujets. Comme aussi l'on peut assurer que, dans un grand nombre de circonstances, on pourra très-bien se passer de la gouttière hyponarthécique, et se contenter de fixer le bassin, comme on fait encore pour la réduction des luxations du fémur, après, toutefois, qu'on aura suffisamment protégé la cuisse et la jambe avec des

attelles concaves. Cette dernière précaution est essentielle. Elles doivent cerner et soutenir, dans leurs deux
tiers ou trois quarts postérieurs, la cuisse et la jambe,
en ne laissant libre que la seule partie où doit s'effectuer le brisement, le redressement ou la flexion.
Le lien propre à opérer les tractions sur le pied et la
jambe, doit du reste être rembourré et suffisamment
large.

Lors donc que le membre entier, dont on veut rompre l'ankylose angulaire, est assujetti convenablement
sur la gouttière, il suffit, pour obtenir cette rupture
soudaine, de faire agir le levier avec le degré de force
convenable, tout en ménageant les pressions nécessaires. Le bruit qu'on perçoit alors indique clairement
que cet effet est produit, et que l'opérateur est libre,
maintenant, de prendre l'un des trois partis suivants :

1° De continuer à poursuivre, et sans désemparer,
le mouvement d'extension, en forçant les muscles, les
ligaments, les brides; les tissus mous, en un mot, à
céder successivement et plus ou moins rapidement, et
à reprendre, sur-le-champ, leurs rapports respectifs,
avec l'état normal, ou plus ou moins rapprochés de ce
dernier.

2° De suspendre cette opération, pendant un ou
quelques jours, et de la terminer alors en une seule
séance ; ou enfin,

3° De multiplier ces séances plus ou moins et de les
rapprocher ou éloigner plus ou moins aussi.

Les raisons ne manqueront pas à l'homme de l'art,

pour le déterminer à agir dans l'un ou l'autre de ces trois sens ; et je n'ai pas à m'en occuper ici.

L'opération, quand l'ankylose est complète ou absolue, consiste donc en deux temps bien distincts : dans la rupture de l'os, et dans le redressement du membre. L'une est constamment subite et instantanée, l'autre peut se faire, presque sur-le-champ aussi, ou bien être renvoyée d'un à plusieurs jours et être exécutée, alors en une ou plusieurs séances, longuement, graduellement et au gré du chirurgien.

Mais, lorsque l'ankylose est incomplète, il ne peut plus être question de rupture osseuse, mais bien d'un simple redressement, en agissant uniquement sur les parties molles, suivant qu'on croira pouvoir le faire aussi, en une ou plusieurs séances, et en mettant, entre celles-ci, tel intervalle qui sera jugé nécessaire ou prudent.

M. Louvrier, fort de son heureuse expérience, et fier de ses nombreux succès, tend toujours à pousser droit au but final, et est jaloux d'y arriver d'emblée ; de sorte que, sous sa main, le redressement suit, de très-près, la rupture du cylindre osseux, quand, du moins, celle-ci est indispensable ; ou bien il obtient ce redressement, à l'instant même et d'une manière soudaine, lorsque l'ankylose n'est qu'incomplète. — Une seule fois, il lui est arrivé de procéder en deux séances, et encore n'a-t-il mis qu'un seul jour d'intervalle entre elles. Il s'en est bien trouvé, dit-il, ce que, certes, on n'a pas de peine à comprendre.

S'agit-il d'étendre un avant-bras, lors d'une ankylose

angulaire mais incomplète du coude, l'opération sera la même que pour le genou; mais s'il était question de fléchir cet avant-bras, dans une ankylose rectiligne, complète ou non, le même moyen pourrait facilement fonctionner, *mutatis mutandis,* et en intervertissant les rôles des forces extensives et compressives, qui résultent de l'action de la machine.

On pourrait s'imaginer que j'ai longuement médité sur la manière d'agir de cette machine; que je l'ai appliquée et réappliquée plusieurs fois; que je me suis, en un mot, laissé guider par *l'observation et l'expérience,* dans tout ce que je viens de dire. Il n'en est rien; et je puis affirmer que tout ce qu'on vient de lire a été écrit dans la diligence de Pontarlier à Paris, après avoir examiné l'instrument Louvrier, et conféré avec son auteur. — Mais cette circonstance tend à confirmer ce que j'ai avancé, dans ma *Chirurgie simplifiée :* que les procédés et les moyens chirurgicaux peuvent toujours être établis, très-exactement, *à priori,* et dans le silence du cabinet, quand on veut et sait combiner les quatre éléments qui constituent chacune de nos opérations. Que n'a-t-on pas dit, cependant, lorsque, pour la première fois, j'ai émis cette idée lumineuse? Cette nouveauté n'en est pas moins acquise à la science, et y portera ses fruits, en dépit des badauds, de leurs sarcasmes et de leurs lazzis.

SECONDE PARTIE.

RECUEIL DE VISIONS CHIRURGICALES CHOISIES.

Veni, vidi...

Tout ce qu'on va lire est parfaitement exact; j'ai pour garants des centaines de chirurgiens et d'élèves. Je déclare donc avoir vu toutes ces choses, et que ce ne sont ni des chimères, ni des fictions. Cependant, elles me paraissent si extraordinaires, si incroyables, que j'éprouve le besoin, pour l'honneur de la chirurgie, de les faire passer pour des *hallucinations,* des *illusions d'optique* ou, tout au moins, pour des VISIONS. Plût au ciel! que je ne fusse qu'un visionnaire, un simple rêveur! Il est certain, du moins, que je n'ai été ni *ébloui* ni même très-*enchanté*, par tout ce que j'ai vu. Serait-ce donc que j'aie été et que je sois encore sous le coup d'une fascination, d'un charme ou d'une fantasmagorie, impossibles à comprendre?...

Quoi qu'il en soit :

J'ai vu, pour des jambes et des cuisses cassées, des êtres humains, étendus, impitoyablement et dans une immobilité parfaite, et tiraillés, en tous sens par des poids qui leur pendaient aux jambes, voire même... par des crics ou cabestans, et cela, pendant tout le temps jugé nécessaire à la consolidation, et dans le but avoué de faire une belle et bonne *extension,* et une *contre-exten-sion* suffisante.

J'ai vu que ces malheureux étaient condamnés à ne pouvoir sortir de leur lit de douleur, jusqu'à leur guérison complète, et qu'on ne songeait pas même à arranger et refaire leur grabat.

J'ai vu qu'on s'obstinait alors, à braver et à surmonter les difficultés *vitales* de la situation, par les moyens *mécaniques* les plus violents, au lieu de tourner les premières par le relâchement musculaire, par de judicieuses flexions et à l'aide de la suspension.

J'ai donc vu, et en songeant à l'accident d'un auguste prétendant à la couronne de France, des hommes, d'ailleurs fort habiles et savants, ne voir d'autre salut, dans une fracture du col du fémur ou dans une oblique de cet os, que dans la position horizontale et l'extension vigoureuse; celle-ci augmentée encore par d'épouvantables tractions sur la jambe et le pied.

J'ai vu un chirurgien, qui fait honneur à la science et qui est justement renommé pour son profond savoir, faire, à souhait, ces tractions violentes sur le pied et la jambe. Pour cet effet, il s'évertue à emballer ces parties dans une masse de coton cardé, à fixer celui-ci avec un rang de compresses et une bande roulée, à appliquer ensuite *deux attelles* collatérales sur la jambe, afin que deux liens longitudinaux puissent y prendre leur point d'appui, se rendre, de là, vers un cabestan placé à distance au bas du pied, et s'entortiller, enfin, autour d'un cylindre.

J'ai vu que cet habile confrère puise toutes ses inspirations techniques, dans un amphithéâtre, sur le cadavre, sur les données de l'anatomie pure, et qu'il fait abstraction complète de l'organisme vivant, de l'élément physiologique, des manifestations et des besoins cliniques.

J'ai vu appliquer sur ces mêmes fractures (du col et du corps du fémur) le pansement suivant : Et d'abord, les bandelettes imbriquées et *obligées* de Scultet, depuis le pied jusqu'à l'aine. Puis trois gros et longs boudins, connus sous le nom de *paillassons*, étendus au devant, en dehors et en dedans du membre. Ensuite, trois longues, *larges* et PLATES attelles, appuyées sur ces sachets, après, toutefois, que les plus longues d'entre elles eurent encore été roulées, très-artistement, dans ce qu'on appelle, en termes d'art, *un drap-fanon*. Enfin, des rubans circulaires et en suffisance venaient relier cet *ingénieux* échafaudage.

J'ai vu ce mirifique assemblage de pièces curieuses être précieusement lithographié, et destiné, sous la dénomination classique d'APPAREIL ORDINAIRE, à l'édification des élèves.

J'ai vu qu'aucune de ces pièces ne *peut* soutenir l'analyse et les regards de la critique; j'ai vu même qu'elles ne leur ont jamais été soumises, et qu'on trouve plus commode de les appliquer *de confiance*.

J'ai vu, dans un autre service, qu'on prenait en considération, il est vrai, les avantages incontestables de la position mi-fléchie, dans le traitement des fractures du fémur, et surtout du col de cet os; mais j'ai vu qu'on n'accompagnait pas cette flexion des trois autres éléments essentiels de cette médication , savoir : 1° d'une traction convenable et suffisante ; 2° de la suspension du membre ; et 3° de la mobilisation de ce dernier, ainsi que de celle du corps tout entier , par l'effet de cette suspension.

J'ai vu , au contraire , et avec un observateur très-habile (1) : que tous les appareils à fracture , qui sont encore généralement en usage, ont pour résultat infaillible l'absence complète de mouvements , soit du corps entier , soit des membres affectés , ainsi que celle des articulations de ces derniers.

J'ai vu et compris : que cette immobilité , chez les personnes d'un certain âge, donne lieu à d'affreux décubitus et à une profonde débilitation.

.. J'ai vu que la complète immobilité des membres et de leurs jointures , tend aussi à débiliter gravement ces parties , et à favoriser l'ankylose, sinon toujours *absolue* , du moins constamment et plus ou moins incomplète.

J'ai vu de plus , *par les yeux scrutateurs et sous l'intelligent scalpel de M. Teissier,* et à la suite du traitement des fractures par les appareils ordinaires et *immobilisateurs ;* j'ai vu, 1° des épanchements sanguins ou séreux, dans la cavité articulaire ; 2° l'injection des synoviales et la formation de fausses membranes ; 3° l'altération des cartilages , sans adhérence des surfaces articu-

---

(1) M. Teissier, de Lyon. Voyez son mémoire dans la *Gazette médicale* des 25 et 28 septembre dernier : Sur les effets de l'immobilité absolue des articulations , sans maladie préalable.

laires , et tout cela, même dans les jointures saines et éloignées du siége de la fracture.

J'ai vu donc, après de simples fractures du membre inférieur, accompagnées de l'immobilité obligée du genou, produite par les appareils dits ordinaires, et en usage presque partout ; j'ai vu l'articulation tibio-fémorale, acquérir une telle roideur , qu'il fallait tout un traitement consécutif, même assez long , pour rétablir le jeu de ce ginglyme.

J'ai vu qu'on ne sait pas éviter cet inconvénient par la simple suspension.

J'ai vu que, dans les fractures de la rotule , où cet accident est si commun , on néglige certains procédés faciles et propres à le prévenir complètement. (*Chirur. simpl.* , t. II.)

J'ai vu que, en désespoir de cause, on abandonnait, *sans aucun appareil,* des individus atteints de fractures du col fémoral , malgré l'augmentation successive de leurs souffrances et du raccourcissement du membre fracturé.

J'ai vu, en effet, des auteurs et des cliniciens , d'un savoir immense, proclamer l'inutilité des appareils contentifs dans ces fractures-là.

Je les ai vus soutenir, également, qu'il ne faut pas davantage être sévère, avec les fractures de la clavicule , et qu'une simple écharpe suffit pour les guérir.

J'ai vu, cependant, une poitrine, enfouie tout entière avec le bras, l'avant-bras et la main, et à l'instar d'une momie, sous les circonvolutions de vingt mètres de bandes dextrinées, aussi dures que du bois, et sans aucun intermédiaire entre elles et les téguments ; le tout... pour une simple fracture de la clavicule.

J'ai vu, par conséquent, que l'auteur célèbre d'un Manuel de chirurgie fort estimé pouvait très-bien me nier la possibilité de traiter une fracture claviculaire, sans difformité.

J'ai vu, Dieu me pardonne ! qu'il serait de force à proposer de coudre ensemble les deux bouts revêches d'une clavicule cassée.

J'ai vu, ces jours derniers et par un singulier hasard, dans le coupé de la diligence de Lausanne à Paris, deux aimables compagnons de voyage, qui avaient eu, l'un et l'autre, une fracture de la clavicule droite, et à qui l'épaule de ce côté-là était d'un pouce environ plus rapprochée de la ligne médiane que l'autre. — Tous deux avaient été pansés avec l'appareil de Desault. M. C... avait vu se transformer un drap, tout entier, en longues bandes qu'on s'était contenté de renouveler deux fois en trois semaines. Mais M.J... les avait portées quarante jours, et était resté, pendant tout ce temps-là,... *au lit*. Chacun de ces messieurs avait eu cependant, deux chirurgiens, et ils avaient été traités à Marseille et à Strasbourg.

J'ai vu, cependant, qu'ils ne s'inquiétaient guère d'un état dont ils ne se doutaient pas ; mais il est évident qu'une dame ne se serait pas trop arrangée de la nodosité très-apparente d'un cal vicieux, et qu'elle n'aurait pas manqué d'accuser, sinon l'insuffisance de l'art, du moins l'ignorance des artistes.

J'ai vu un professeur d'une immense érudition soutenir : que les fractures de la rotule peüvent être traitées très-cavalièrement ; car assure-t-il en preuve : « on peut très-bien marcher avec deux ou trois pouces d'écartement entre les fragments. »

J'ai vu, dans le même temps, qu'on traitait une fracture transversale de cet os, au moyen de trois attelles et, à peu de choses près, comme on panse encore une jambe cassée.

J'ai vu et compris, dès lors, que, en l'absence de tout principe arrêté, on pouvait très-bien pousser l'oubli de tous les principes, à ce point : d'*agraffer* ensemble les fragments de cet os, afin de les maintenir exactement rapprochés.

J'ai vu un individu, aux formes athlétiques, être enchâssé, dans deux énormes cylindres creux et en forme de monstrueux caleçons de fil de fer rembourré, qui le serraient, des deux pieds jusqu'au-dessus du bassin, et le tout... pour une simple cuisse cassée.

J'ai vu et entendu ses gémissements et ses tortures, et qu'il demandait, mais bien en vain : *Grâce ! grâce !* à celui qui était chargé de le secourir. La mort seule ne fut pas longtemps inexorable.

J'ai vu toutes les savantes manœuvres qu'on s'ingénie à faire subir à un blessé, afin de mettre, dans la plus parfaite évidence, une fracture *douteuse* du col fémoral.

J'ai vu que, pour obtenir, à tout prix, un diagnostic positif, on s'exposait, par une incroyable imprudence, à rompre, très-probablement et par des mouvements inconsidérés, de précieux moyens d'union, qui subsistaient encore entre les fragments.

J'ai vu qu'on ne voulait ou ne savait pas se résigner, *dans le doute*, à adopter le seul moyen que conseille la sagesse : « L'attente pure et simple dans un appareil *suffisant* et tout à fait *inoffensif.* » (*Chir. simpl.*, t. II.)

J'ai vu emprisonner et serrer rudement, dans je ne sais plus quel appareil, dit *inamovible*, les os fracturés d'une jambe, dont les parties molles environnantes auraient dû, bien plutôt, être traitées avec beaucoup de douceur et de ménagements, et qui, par conséquent, ont été, presque aussitôt, envahies par le sphacèle.

J'ai vu que le malheureux que cela concernait a été assez heureux pour échapper, par l'amputation... *de la cuisse*, au sort que lui réservait un traitement si peu rationnel et si justement réprouvé.

J'ai vu, cependant, qu'on se dispute, à outrance, l'honneur d'avoir inventé, pour cette belle conception : qui le blanc d'œuf, qui l'amidon, qui la dextrine, qui le carton, qui le papier, qui un bivalve, qui des ciseaux pour constituer ce dernier, qui le plâtre, etc. etc.

J'ai vu, dans une autre école, reculer, sans pitié et pendant près de quinze jours, avant d'oser appliquer un appareil contentif, sur des os fracturés, lorsque, pourtant, leurs extrémités raboteuses labouraient, douloureusement et à chaque mouvement, les tissus délicats et sensibles qui les entouraient.

J'ai vu donc que, si un très-grand nombre de chirurgiens ont l'intime conviction du pernicieux effet que produiraient infailliblement leurs funestes moyens de contention, dans tel cas donné, ils ont du moins la sagesse de s'abstenir, et qu'il faut leur en savoir gré.

J'ai vu, toutefois, qu'une sagesse mieux entendue assurément, devrait les pousser à la recherche d'agents contentifs plus convenables, s'ils n'existent pas encore, ou leur faire un devoir de les adopter, si déjà on les a proposés, fait connaître et appliqués heureusement, dans d'autres hôpitaux.

J'ai vu une autre catégorie d'opérateurs, qui s'empressent, au contraire, de réduire et de contenir, sur-le-champ, tous les os cassés; sauf à voir ensuite surgir des accidents formidables, et à les prévenir, en-encore à temps, peut-être, par la formation en bivalves d'un malencontreux appareil.

J'ai vu une fracture des deux os de l'avant-bras, dans leur tiers moyen, être pansée comme suit, par un des premiers opérateurs de l'époque (1) : Un bandage *roulé est serré* d'abord; puis deux compresses graduées sont étendues sur les faces palmaires et dorsales de *tout* le membre; ensuite viennent des attelles plates et encore une quantité de tours de bande.

J'ai vu donc, que cet illustre confrère commençait, avec la première bande, par presser fortement les deux os l'un contre l'autre et, par conséquent, par faire disparaître ou diminuer considérablement l'intervalle inter-

---

(1) J'ai vu qu'une foule de chirurgiens allaient faire de cette vision une *affaire personnelle*. Quel est, en effet, celui qui ne se reconnaîtra pas à cette œuvre, et qui ne se croira pas, de bonne foi, un des plus brillants opérateurs du siècle?

osseux; tandis qu'il cherchait, immédiatement après, à rétablir ou à protéger ce dernier, avec deux compresses graduées et collatérales. Mais c'était en vain et trop tard!

J'ai vu, d'ailleurs, qu'il oubliait que, pour maintenir l'écartement de ces deux os, il importe d'agir essentiellement et, pour ainsi dire, immédiatement sur les quatre bouts fracturés; par conséquent, que deux tampons, formés d'une substance molle et placés vis-à-vis de ces fragments, étaient seuls en rapport avec les données de la mécanique, et attestaient le ridicule d'un autre mode de compression appliqué partout ailleurs.

J'ai vu, dès lors, pourquoi un savant écrivain et qui est très-versé dans la thérapeutique chirurgicale, M. Malgaigne, pouvait me soutenir : « Qu'il était impossible de guérir les fractures des deux os de l'avant-bras, sans difformité. »

J'ai vu, à l'hôpital de Lausanne, que l'auteur de cette brochure a été obligé de redresser violemment un avant-bras cassé, parce que, trop confiant dans son appareil, il n'avait pas fait attention que l'écharpe n'appuyait que vers le poignet et le bord cubital de la main, et qu'elle avait fini par courber le radius en forme de croissant.

J'ai vu que, par suite d'une imprévoyance semblable sur le membre inférieur, le même chirurgien a été une ou deux fois dans le cas de remanier les fragments déviés.

J'ai vu, cependant, que ces réductions secondaires et

ces remaniements faits, même un peu tard, ne retardaient pas considérablement la consolidation parfaite.

J'ai vu confondre, presque partout, sous le nom de *luxation spontanée du fémur,* l'ankylose, imminente ou déjà consommée de cet os, et l'inclinaison latérale du bassin.

J'ai vu qu'un trop grand nombre de mes savants confrères n'entendent rien ou presque rien, à l'action *mécanique* de nos instruments les plus indispensables, et encore moins aux rapports qu'ils doivent soutenir avec les divers états pathologiques, ainsi qu'avec l'organisme vivant.

J'ai vu, en conséquence : Qu'ils sont placés beaucoup trop encore sous la pernicieuse répugnance des moyens mécaniques chirurgicaux.

J'ai vu, toutefois, qu'ils trouvent, en quelque sorte, l'excuse de ce dégoût profond dans l'inutile complication de la plupart de ces lourdes, grotesques; j'allais presque dire, épouvantables machines.

J'ai vu, néanmoins, que ce même dégoût, quoique nauséabond, cesse de les affecter, dès qu'il s'agit des moyens mécaniques les plus communs et les plus usités ; et j'ai vu, tout aussitôt, les vidangeurs, qui finissent, tous aussi, par ne plus s'apercevoir des émanations dans lesquelles ils sont habituellement plongés, et qui s'y complaisent.

J'ai vu, chose étrange! que plus les agents mécaniques sont ridiculement et monstrueusement construits et entassés, plus aussi on se complaît à les saluer ingénument, du nom d'*ingénieux,* et à leur vouer un respect et une affection à toute épreuve.

J'ai vu, à l'occasion des attelles *plates et larges :* Que des chirurgiens, membres du premier corps savant de l'Europe, et jouissant, d'ailleurs, de toute la plénitude de leur raison, étaient tellement fascinés par la routine, et sous l'empire de la paresse d'esprit, qu'ils pouvaient bien comprendre, à la vérité, que des barres, *larges et plates,* quand elles sont appliquées sur un corps cylindrique et pour le soutenir, constituent un non-sens en mécanique. Mais il leur était impossible d'admettre, que ces corps aplatis et en forme d'attelles dussent être assujettis à la même loi mécanique, s'ils étaient appliqués sur des paillassons mollets, placés, eux-mêmes, sur un membre arrondi, et pour appuyer un corps cylindrique.

J'ai vu que la question concernant la *tangente* s'effaçait alors à leurs yeux prévenus; et ils affirmaient, en conséquence : « Que ce cylindre osseux était tout aussi bien soutenu et contenu, avec ces corps complétement plats, qu'avec des attelles concaves. »

J'ai vu qu'on ne peut pas croire, ou qu'on ne veut pas chercher à se convaincre : Qu'il suffit, pour le traitement de *toutes* les fractures, après qu'elles sont réduites, d'assurer une *position fixe* au membre affecté.

J'ai vu qu'on ne peut ni ne sait se rendre compte de ce fait incontestable : Qu'il est très-facile d'obtenir cette position invariable, avec les moyens les plus simples, tout en permettant au corps entier, et aux mem-

bres malades en particulier, de précieux et innocents mouvements.

J'ai vu qu'on se refuse encore, 1° de considérer la réduction et la contention d'un os fracturé, quel qu'il soit, comme une opération chirurgicale qui n'a rien d'exceptionnel ; 2° d'harmoniser, en conséquence, dans le traitement des fractures, les quatre éléments constitutifs et nécessaires de tout procédé opératoire quelconque ; et 3° de se servir, pour coordonner, thérapeutiquement et de la manière la plus rationnelle, ces éléments divers, du secours de la main, des points d'appui et des égards que réclame la simplicité.

J'ai vu que, pour arriver à ces résultats infaillibles et à leur démonstration la plus rigoureuse et la plus facile, on ne se soucie, ni de se départir de procédés purement routiniers, ni de se livrer à quelques innocents essais, en tentant la voie de la prudente expérimentation.

J'ai vu donc, au contraire : que chacun est satisfait de sa manière particulière de procéder ; qu'on l'envisage, par conséquent, comme un type parfait et un modèle à présenter et à suivre ; et qu'on se garde bien, non pas de l'abandonner, mais seulement de la modifier en quoi que ce soit.

J'ai vu, notamment, que, pour le traitement des fractures graves du fémur, et, depuis qu'on a vu qu'elles n'épargnent pas même les rejetons des races royales, on continue à envisager comme insensée la proposition que j'ai faite : De placer les deux membres abdo-

aux à côté l'un de l'autre, et sur le même appareil.

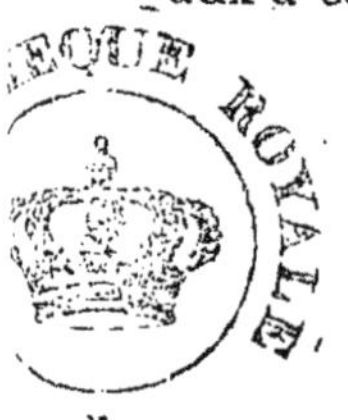

J'ai vu, toutefois, que cette position respective des membres, quand elle est associée à la flexion, à la suspension, à la mobilisation, et à la facilité de fixer convenablement le membre qui est le siége du mal, et de *tirer* dessus ; que cette position, dis-je, est celle qui réunit, au plus haut degré, toutes les conditions qu'on peut exiger dans la thérapeutique de semblables lésions osseuses. (*Chirurgie simplifiée,* t. II.)

J'ai vu que le principe de la force mécanique, à tout prix, si pernicieux dans le traitement des fractures, est également en vigueur pour la réduction des membres luxés, et toujours, cela va sans dire, sans égard pour la résistance et la juste pondération de la puissance physiologique ou vitale.

J'ai vu qu'on semble ignorer que celle - ci est la partie essentielle à consulter et à maîtriser, dans l'acte de la réduction.

J'ai vu, en conséquence, que l'extension forcée des membres l'emporte toujours sur leur flexion.

J'ai vu qu'on a peine à débrouiller, ici, ce qui tient à l'*extension*, de ce qui appartient aux *tractions*, et que cette confusion est au détriment des heureux résultats cliniques et de l'humanité, laquelle est inséparable des bons appareils chirurgicaux.

J'ai vu que, au lieu de faire usage du compas d'épaisseur et de sa précision, pour indiquer les diamètres d'une tumeur, on préfére partout, comparer cette dernière aux divers corps globuleux qu'on trouve épars dans la nature, quand même ces poings, ces pommes, ces oranges et ces têtes de fœtus, à terme ou non, ces œufs de volatiles, etc., n'ont rien absolument de fixe et de déterminé.

J'ai vu brûler et inciser l'urèthre, pour de préten-dus rétrécissements, et laisser, à demeure et pendant des mois entiers, des sondes dans la vessie, quoique la présence de ces dernières n'y eût été nécessaire que pendant quelques minutes par jour.

J'ai vu introduire, régulièrement chaque matin, et pendant plusieurs mois, des sondes molles dans l'urèthre, afin, disait-on... de le *dilater*.

J'ai vu, ailleurs, qu'on répétait *coup sur coup*, cette même opération, avec ces mêmes instruments, et tou-jours en vue d'obtenir une belle et bonne *dilatation*.

J'ai vu qu'on avait en horreur les cathétres mé-talliques, à moins qu'ils ne fussent d'un très-petit dia-mètre.

J'ai vu, lorsqu'il est question de cathétérisme, qu'on s'imagine avoir, sous la main, un véritable canal ou tube plus ou moins entr'ouvert et *béant*, et plus ou moins rétréci et large, tel que la trachée-artère, par exemple.

J'ai vu qu'on a construit, sur cette idée mère et fon-damentale, tout un échafaudage de porte-empreintes, d'instruments et de produits tout à fait *ingénieux*.

J'ai vu qu'on perd entièrement de vue qu'il n'existe rien de semblable, et qu'il s'agit seulement de déplis-ser, d'écarter et de distendre, par une *compression* gra-duée et en tous sens, deux feuillets membraneux ados-sés l'un à l'autre, avec plus ou moins de ténacité et de résistance.

J'ai vu qu'on ne sait pas s'expliquer : comment, dans l'opération du cathétérisme, deux membranes, plus ou moins compactes ou plus ou moins *fortement* appliquées l'une contre l'autre, doivent être détachées l'une de l'autre, avec plus ou moins de *force* aussi, et par des moyens purement mécaniques, afin qu'elles se laissent ensuite plus facilement déplisser, écarter, distendre et amincir, mécaniquement encore, par l'impulsion également *forcée* du flot urinaire.

J'ai vu qu'on ne veut pas se rendre raison de cette force toute mécanique, constante et obligée, et des rapports qu'elle soutient avec le volume de l'instrument, et l'état de la résistance à vaincre.

J'ai vu, au contraire, qu'on respecte, partout et très-religieusement, les paroles sacramentelles de Dupuytren, sur la *dilatation vitale*, et sur la nécessité de ne jamais employer de *force* dans le cathétérisme.

J'ai vu donc, qu'on donne la préférence à un traitement fastidieux et *interminable,* sur une médication infiniment plus sûre et plus prompte des affections uréthrales.

J'ai vu, conformément à ces doctrines, qu'on a laissé une vessie ne se vider que *par regorgement,* pendant tout le temps qu'on a mis à frayer un libre cours à l'urine, quoique l'organe fût cependant surchargé de ce liquide, et qu'on eût pu l'en délivrer de suite, avec une force sagement dirigée.

J'ai vu des opérations, très-graves d'ailleurs, et qu'on prolongeait hors de toute mesure, en retenant le pauvre patient un temps infini sur la sellette, uniquement parce qu'on s'amusait, après chaque coup de bistouri, à rechercher minutieusement chaque artère qui venait d'être ouverte, afin de la tordre ou de la lier immédiatement.

J'ai vu, entre autres, faire durer, plus d'une demi-heure, une extirpation du bras dans l'article, parce que, au lieu de procéder d'abord à sa désarticulation, on est allé, préalablement, péniblement et douloureusement, à la recherche des principaux vaisseaux, et qu'on s'arrêtait sur toutes les petites artérioles qu'on rencontrait sur son passage ; le tout, alléguait-on, afin d'éviter une trop forte effusion de sang.

J'ai vu, dans ce même cas-là, que le professeur, *anatomiste distingué cependant,* avait complétement perdu de vue : qu'il pouvait se rendre parfaitement maître du sang, en faisant comprimer l'artère sous-clavière correspondante, sur la côte placée au-dessous.

J'ai vu et lu dans tous les livres, les précautions qu'il importe de prendre pour *bien vite* pincer l'artère axillaire, dans cette opération et au moment même où elle doit être coupée.

J'ai vu qu'on oubliait : qu'il est plus facile de suspendre le cours du sang, dans cette artère-là que dans la fémorale, et que, cependant, on ne donne nulle part le conseil, et on fait bien, d'aller saisir cette dernière, au moment de sa section, dans l'amputation de la cuisse.

J'ai vu sacrifier, avec une préoccupation impossible à concevoir, des téguments communs parfaitement sains, et par de vastes incisions semi-lunaires, à la suite desquelles la réunion immédiate, que tout commandait cependant, n'a plus pu se faire.

J'ai vu entasser force grossière et sale charpie, quantité de compresses et de tours de bandes, lorsqu'un simple linge aurait suffi, pour *protéger* des surfaces irritées et saignantes.

J'ai vu, pour être fidèle à cette doctrine, étouffer le moignon d'un membre qu'on venait d'amputer, sous une masse énorme de charpie, de compresses et de bandes.

J'ai vu que cette étrange et inutile accumulation de moyens *protecteurs,* est, en grande partie, cause de quelques revers ou accidents, et de la difficulté qu'on éprouve, dans certains hôpitaux, d'obtenir des réunions par première intention; et qu'on ne se doute pas : qu'un simple linge trempé dans l'eau fraîche va, en général, beaucoup mieux au but qu'on doit se proposer, qu'un appareil aussi complexe.

J'ai vu ailleurs : qu'on place les moignons dans des appareils favoris, destinés aux fractures, et qui ne sont guère que gênants et compliqués.

J'ai vu, toutefois, que ce moyen est très-avantageux, lorsqu'il est en forme de simple gouttière et qu'il réunit la suspension et, par là, la mobilisation facile du corps entier et du membre mutilé lui-même.

J'ai vu que c'est alors un véritable bienfait clinique, qui rentre dans la catégorie de ceux qui sont dus à l'*écharpe* ordinaire. (*Chirurgie simplifiée,* t. II, p. 281.)

J'ai vu, *pendant les chaleurs de juillet,* placer le moignon des amputés, dans une *serre chaude* (l'appareil Guyot), qu'on avait soin d'entretenir telle avec un calorifère, je ne sais plus pendant combien de jours, et, bien entendu, en forçant le blessé d'être, à peu près, dans une immobilité parfaite.

J'ai vu, pour une affection des os du *carpe*, amputer l'avant-bras, à *trois travers* de doigt de l'articulation huméro-cubitale, afin, disait-on, d'être plus sûr d'une bonne cicatrice.

J'ai vu des hommes chers à la science et dont le temps est réclamé par leur nombreuse et belle clientèle, s'appliquer longuement et, je dois le dire, fort élégamment, *dans un hôpital*, à rouler et dérouler de volumineux globes de bandes, à tourner et retourner, savamment, d'innombrables bandelettes de Scultet, le tout, sans motif valable, et sans précisément savoir se rendre compte de ces futiles manœuvres.

J'ai vu qu'ils tiennent aussi à avoir des plumasseaux de charpie, coquettement arrangés et peignés, pour les superposer les uns sur les autres avec un art parfait, une méthode exquise et un goût admirable, sur quelque surface ou saignante, ou qui va incessamment sécréter du pus, ou qui donne déjà abondamment de matières purulentes et sanieuses.

J'ai vu ce *jucunde, jucundissime!* et je me suis dit : Quel dommage qu'on gaspille ainsi un temps précieux! et que l'utile soit si niaisement sacrifié à un agréable chimérique !

J'ai vu que ces splendides et prétentieux pansements

sont, non-seulement inutiles, mais qu'ils ne sont pas
sans inconvénients, par le temps et les nombreuses
manœuvres de *va-et-vient* qu'ils exigent pour leur confection.

J'ai vu qu'aussitôt qu'ils avaient fait l'admiration
des assistants et, sans doute aussi de leurs savants auteurs, ces brillantes et puériles mignardises disparais-
saient, pour se cacher, bien vite, entre deux draps
sales, et y être envahies, le plus souvent et à l'instant
même, par une sanie infecte.

J'ai vu, cependant, qu'on n'ignore pas, ou plutôt
qu'on ne peut pas ignorer : qu'on a, sous la main,
des moyens plus rationnels et plus scientifiques, d'arriver aux mêmes résultats cliniques, avec plus de simplicité, de rapidité, de sûreté et non moins de bonne
façon.

J'ai vu, néanmoins, que ces derniers moyens, recon-
nus dès longtemps pour VRAIS, et pour les seuls avoués
par la théorie et la pratique, ne peuvent pas obtenir
grâce aux yeux des cliniciens.

J'ai vu qu'ils ne se sont jamais enquis : quels sont
et *quels doivent être* les rapports de ces agents avec
l'anatomie, la physiologie, l'état pathologique et les
principes de la mécanique appliquée.

J'ai vu qu'ici, comme dans la plupart des objets les
plus usités et les plus utiles, on ne craint pas de
se compromettre aux yeux de l'humanité, de la science
et des ÉLÈVES, par l'empirisme le plus pur, et par des
pratiques routinières et purement traditionnelles, au

détriment, surtout , de l'élément mécanique et physiologique de tout pansement.

J'ai vu appliquer, sur le col de la matrice, des pes-
saires en bilboquet, en ivoire et à bords presque
tranchants.

J'ai vu qu'on ignorait que l'irritation et les lésions
graves qu'ils occasionnaient auraient pu être évitées,
avec un instrument tout pareil, mais fabriqué avec du
fil de fer, entouré mollement de coton cardé et recou-
vert d'une feuille de caoutchouc.

J'ai vu une de ces réputations dont les annales de la
chirurgie française s'honorent, me soutenir : que l'in-
stinct seul suffit pour improviser les meilleurs appareils
du monde, et qu'il est donc fort inutile pour les chirurgiens, et très-fâcheux pour les masses, d'aborder cette
matière.

J'ai vu, d'ailleurs, qu'il prétendait : que tout ce qu'on
pourrait dire de mieux, sur ce sujet, se trouvait déjà
consigné et depuis longtemps, dans tel et tel livre de
ses ouvrages.

J'ai vu que la plupart des opérateurs ne se sont
jamais adressé cette question : Dans quel but a-t-on
recours à la charpie ?

J'ai vu, en conséquence, qu'on n'en sait rien, et
qu'on n'a que de fausses idées sur l'effet d'une substance, dont on use et abuse étrangement et à chaque
instant.

J'ai vu, à ce sujet, des professeurs de *clinique chirurgicale, et du premier ordre,* maudire le coton cardé et

l'accuser publiquement, de déterminer la gangrène, lorsqu'on a la fatale imprudence ou le malheur insigne de l'appliquer sur une plaie.

J'ai vu donc qu'on ignore quels sont les rapports qui existent entre nos procédés, nos moyens et nos objets de pansement, et l'état pathologique qui les réclame, ou le but thérapeutique qu'on doit se proposer.

J'ai vu des hommes, méritoirement célèbres, convenir frachement : que tel mode de déligation et avec telle ou telle substance est, sans contredit, plus simple, plus facile, plus commode et plus rationnel, que tel autre, soit pour l'opérateur, soit même pour l'opéré ; mais que celui qu'on suit et auquel on est habitué est fort bon à conserver, ne fût-ce que comme *spécimen du genre* ; qu'au surplus, ajoutaient ces conservateurs : *on guérit très-bien avec !*

J'en ai vu d'autres, non moins éminents, soutenir : que trop de simplicité fait tort à l'habileté du chirurgien ; que les procédés et les moyens simples conduisent tout droit au relâchement technique sur tous les points ; et qu'aller à l'encontre des difficultés cliniques, et s'en créer même, au besoin, pour avoir l'avantage d'en triompher, est chose utile à l'art et aux élèves ; ceux-ci devant tout connaître, le simple et l'aisé, tout comme le compliqué et le difficile.

J'en ai vu qui passent pour compétents en semblable matière, et qui pensaient très-sérieusement : que cette simplicité, facilité et convenance, dans le matériel des pansements ; et que l'économie qui en résulte peuvent être bonnes pour les petits pays, comme la Suisse, par exemple ; mais qu'elles sont déplacées dans les très-grands États comme la France.

J'ai vu des lits monstrueux ou soi-disant ingénieux, destinés à faire l'extension et la contre-extension permanente d'une épine dorsale déviée.

J'ai vu infliger, à de jeunes et lymphatiques sujets, le supplice de l'immobilité, presque absolue et dans des salles infectes, sur ces mêmes lits.

J'ai vu donner, sous la langue d'un bègue et dans une seule séance, soixante et quelques coups de ciseaux *bien comptés.*

J'ai vu, ce qui s'appelle *vu*, de mes propres yeux *vu*, et *entendu* de mes deux oreilles, le corps médical le plus illustre et le plus savant déclarer, *sans division :* « Que tous les malheureux qui sont affligés d'une ankylose, fût-elle même leur juste désespoir, doivent la conserver intacte, quoiqu'il soit constant qu'il existe des moyens, aussi prompts que sûrs, de faire cesser leur mal ou, du moins, d'améliorer considérablement leur triste situation. »

J'ai vu, que si cette assemblée d'hommes justement révérés se proposait, enfin, de faire bonne guerre aux procédés et aux moyens chirurgicaux, évidemment mauvais, à coup sûr elle n'a pas eu, ce jour-là, la main très-heureuse.

J'ai vu que, si elle entend se lancer dans une carrière aussi louable que difficile, et stigmatiser les doctrines et les pratiques dangereuses et perfides, elle ferait bien de mettre la question des appareils inamovibles,

tels du moins qu'on les applique encore, incessamment
à l'ordre du jour.

J'ai vu que, à côté de cette chasse générale aux
choses qui déparent et déprécient notre profession, et
qui compromettent l'humanité et la science; la consciencieuse Académie pourrait faire valoir et ressortir
tout ce qui a une tendance manifestement heureuse;
c'est-à-dire, conforme à la raison chirurgicale.

J'ai vu que, en général, les questions de *principes*
sont trop souvent negligées et passées sous silence, au
sein même de cette Académie.

J'ai vu, cependant, que, sans des principes bien
arrêtés, il est impossible de compter et de s'entendre
sur quoi que ce soit, en médecine opératoire, comme
en toutes choses.

J'ai vu que c'est par la consécration de ces principes
que les corps enseignants, l'Académie à leur tête, pourront donner l'heureux signal de la révision et de la réforme de la chirurgie.

J'ai vu que, en fait de principes, la science qui est
la mieux faite pour en posséder de bien arrêtés et qui
en a le plus besoin; la chirurgie est placée, aujour-
d'hui encore, au niveau de ce qu'étaient, il y a cin-
quante ans, l'agriculture, le commerce, l'économie
politique, la chimie même et tant d'autres branches
des connaissances humaines, qui, de l'empirisme le
plus grossier, se sont élevées rapidement au plus haut
point de lucidité et d'utilité scientifiques.

J'ai vu qu'elles ont, en vain, donné l'exemple à notre
profession, en s'élançant dans la carrière nouvelle

qu'elles poursuivent avec tant d'assurance et de bonheur.

J'ai vu cependant, à ce sujet, des hommes d'un mérite transcendant, chercher à me persuader : que la théorie peut manquer de base, être détestable même, et la pratique conserver, néanmoins, toute sa valeur, toute sa supériorité.

J'ai vu que, au milieu de cette préconception, ils oubliaient : que l'une est le miroir où vient se réfléchir l'autre; qu'elles sont réciproquement le représentant daguerrotypé l'une de l'autre, si bien qu'on peut juger l'une par l'autre, et monter ou descendre successivement de l'une à l'autre.

J'ai vu, en conséquence, que là où il n'y a pas de principes, de maximes, de préceptes, ou de doctrines bien arrêtés, pour l'application des procédés et des moyens, là aussi, il ne peut régner que désordre et confusion.

J'ai vu donc : que cette application, bien ou mal faite, bien ou mal combinée, donne la juste mesure de la portée clinique des doctrines qui s'y rapportent.

J'ai vu le mal, j'ai vu et signalé le remède, mais j'ai vu aussi qu'on ne fait rien pour apprendre à connaître soit l'un, soit l'autre, et encore moins pour savoir appliquer l'un afin de guérir l'autre.

J'ai vu, qu'on s'obstine à mettre, sur la même ligne scientifique, deux ordres de faits parfaitement distincts, *les médicaux et les chirurgicaux;* et qu'on les fait découler des mêmes et identiques sources; de *l'observation et de l'expérience,* quoique l'une des deux sciences ne soit nullement empirique.

J'ai vu, et fort heureusement : que ces tendances routinières sont trop en désaccord avec le haut savoir et l'habileté bien connue de ceux qui y tiennent encore, pour qu'elles puissent leur survivre, et résister aux assauts que leur livrent, incessamment, la science, l'humanité et la raison.

J'ai vu ensuite qu'on ne saurait en vouloir à ces savants hors ligne ; car ils suivent, très-exactement, les leçons qu'on leur a données, les principes qu'on leur a inculqués, et les doctrines qu'on retrouve partout dans les livres.

J'ai vu, cependant, que la génération qui s'élève et, en particulier, les jeunes chirurgiens militaires commencent à avoir quelque sympathie pour les innovations proposées, et qu'ils sentent le besoin de réformer une très-grande partie du grotesque et monstrueux bagage qu'on leur impose encore.

J'ai vu, entre autres, qu'ils comprennent, très-bien, comment on peut remplacer avantageusement tous les liens, toutes les bandes et tous les linges qu'on croit si indispensables, avec un ou deux simples linges triangulaires.

J'ai vu que ce n'est pas dans les grands hôpitaux et sous la direction des prétendus grands maîtres, mais en campagne, dans les villages, à la campagne et même dans les écoles vétérinaires, que le cri de la réforme déligatoire se fera entendre, et que celle-ci s'établira de préférence.

J'ai vu, par exemple, que j'ai fait impression, aux Écoles vétérinaires d'Alfort et de Lyon, avec mes moyens déligatoires, et que les savants dirécteurs de ces établissements ont reconnu : que la forme triangulaire des liens est, pour le pansement des animaux, la plus commode et la plus parfaite. Je crois même avoir vu qu'ils l'ont adoptée, exclusivement et sans aucune hésitation, aussitôt que je leur en eus démontré les avantages sur un cheval.

J'ai vu, du moins, que les fichus s'y adaptent avec plus de facilité encore que chez l'homme ; parce que les trois pointes de ces liens trouvent des points d'appui sûrs et commodes, à la crinière, à une sangle, au licol, à la bride, aux crampons du fer, et même à une simple pointe de clou qu'on fait recourber en forme de crochet sur le pied de l'animal.

J'ai vu que toutes ces considérations ont été bien vite saisies par ces habiles confrères, ainsi que par leurs nombreux élèves.

J'ai vu, à l'aide des aperçus judicieux du consciencieux chirurgien des Invalides, M. Pasquier, que le sol africain est, dans ce moment, bien mieux que les rives de la Seine, propre à développer le germe de la *simplicité* déligatoire, dans le vaste domaine chirurgical.

J'ai vu qu'on méconnaît, généralement, cette grande et précieuse vérité en médecine opératoire ou mécanique : que *simplifier* et *perfectionner* sont, en quelque sorte, synonymes, et qu'on ne parvient à l'un qu'en passant préalablement par l'autre.

J'ai vu que certains errements techniques des plus funestes, de la part des coryphées de la médecine opératoire, proviennent, en très-grande partie, de la mauvaise habitude qui s'est établie, partout, de s'exercer aux opérations chirurgicales, *sur le cadavre*, et de prendre, pour type et point de départ de la mécanique médicale, des hachures, des brisures et des rognures insensées, des manœuvres tronquées et sans valeur aucune, et des machines grotesques et absurdes.

J'ai vu que ces éléments opératoires sont manifestement en dehors de toutes les données et prévisions de la physiologie. Or, sans elle, point de pitié pour nos semblables ; point de retour sur eux et sur nous-mêmes, tant nous sommes habitués à ne voir, dans les individus qu'on opère, que des sujets insensibles, glacés, livrés à la corruption, et qui sont instamment réclamés par une bière et une fosse.

J'ai vu partout, et comme une autre source de fâcheuses erreurs, qu'on ne saurait trop signaler aux praticiens, savoir : qu'on ne cesse d'envisager la chirurgie comme une science d'observation, comme le résultat de faits bien examinés et groupés, suffisamment déduits et nombreux.

J'ai vu qu'on l'assimile, et bien à tort, à la médecine proprement dite : et qu'on ne s'aperçoit pas que ces deux sciences sont parfaitement distinctes et tout à fait séparées.

J'ai vu, à ce sujet, se dérouler à mes yeux le véritable tableau de l'arbre médico-chirurgical ; c'est-à-dire, de la science et de l'art *de traiter les malades* (1).

---

(1) J'ai vu, à mon très-grand regret, que je ne puis pas dire : *l'art de guérir les maladies ;* ce serait évidemment trop prétentieux. Car il est de fait : 1° que nous sommes loin de guérir

J'ai vu cet arbre se diviser aussitôt en deux branches, qui divergeaient *en sens contraires* : c'était celle de la *médecine* et celle de la *chirurgie*.

J'ai vu ces deux branches soutenues *immédiatement*, par l'anatomie, la physiologie et la pathologie, *seules sciences qu'elles eussent de commun entre elles*.

J'ai vu, toutefois, que ces trois soutiens naturels, étaient loin d'être les mêmes, lorsqu'ils venaient à s'appliquer à ces deux différentes branches; leurs noms semblaient, seuls, rester identiques.

J'ai vu ces étais beaucoup moins indispensables à la branche médicale qu'à la chirurgicale.

J'ai vu la première s'appuyer ensuite sur l'induction, l'analogie, l'observation et l'expérience, qui, toutes, lui fournissaient une séve abondante et nécessaire à son existence.

J'ai vu que, sur cette même branche, étaient greffés deux puissants rameaux, qui ne cessaient de l'accompagner, de l'enlacer étroitement, et de lui servir de cortége obligé; c'était la *diététique* et la *pharmaceutique*.

---

toujours; 2° que ce n'est pas nous qui guérissons jamais ce qu'on appelle des maladies; et 3° que nous pouvons nous estimer déjà trop heureux de *prévenir* quelquefois ces dernières, de soulager des malheureux avec quelques-uns de nos moyens physiques et moraux, de leur faire prendre le change sur leurs maux vrais ou supposés, de les empêcher de faire des sottises, et de les mettre dans les conditions les plus favorables à leur guérison, ou à leur faire supporter leurs infirmités.

J'ai vu même qu'on peut dire : que les attentions du médecin, et ses visites surtout, ne sont jamais plus précieuses, que lorsque le mal qu'il a à traiter est véritablement incurable ou imaginaire.

J'ai vu que ces deux rameaux avaient aussi des embranchements avec l'observation et l'expérience ; mais que le rameau pharmaceutique tirait principalement son principe vital de la *botanique* et de la *chimie*.

J'ai vu, que la branche chirurgicale n'avait que faire de tous les entourages, accompagnements et secours obligés de la médicale, et qu'elle les répudiait franchement.

J'ai vu, qu'une UNIQUE chose lui suffisait, ainsi que l'indique son nom : la main seule, ou aidée de certains *instruments*.

J'ai vu que la physique était toujours empressée de lui fournir ces derniers, suivant ses besoins, et pour qu'elle les dirigeât avec intelligence.

J'ai vu que l'action de la main, qu'elle fût seule ou armée, pouvait constamment être appréciée, précisée et calculée d'avance, avec un haut degré d'exactitude.

J'ai vu l'effet de cette précieuse, puissante et intelligente main, et celui de tous les auxiliaires dont elle s'entoure et qu'elle anime.

J'ai vu, trop souvent, la branche médicale, impatiente de ne végéter que lentement, chercher sans cesse à se porter dans tous les sens imaginables, en s'écartant et se séparant de ses étais naturels, l'expérience et l'observation des faits.

J'ai vu, en conséquence, que, privée de leur vivifiante lumière, cette branche ne tardait pas à s'étioler ; ou que, manquant d'une séve vigoureuse, elle se desséchait, s'affaissait et se repliait sur elle-même, afin de se rapprocher, de nouveau, de ses véritables sources de vie.

J'ai vu, au contraire, que la branche chirurgicale pouvait se pousser toujours droit en avant, sans être exposée, le moins du monde, aux avaries et aux chances malheureuses de l'autre branche, du moins si elle associait la mécanique aux trois soutiens qu'elle a de commun avec cette dernière branche.

J'ai vu, je le répète, cette mécanique être essentiellement représentée par la main intelligente de l'homme, et par tous les moyens, tant naturels qu'artificiels, dont cette main juge à propos de s'armer.

J'ai vu donc, que la mécanique vivante et intelligente, ainsi que ses agents mécaniques et purement matériels, suffisaient constamment à toutes les exigences d'une opération quelconque, lorsque, toutefois, ils s'étaient mis en règle avec ce dont ils sont inséparables, *l'organisme vivant* et *l'état pathologique*.

J'ai vu, qu'aussitôt que ses effets thérapeutiques s'étaient déployés et modifiés, dans le sens ci-dessus, la chirurgie, représentée par cette branche de l'arbre médico-chirurgical, avait rempli sa mission, et qu'on ne devait plus rien exiger d'elle.

J'ai vu donc, que tout ce qui pouvait exister d'anormal, *avant* une opération chirurgicale, quelle qu'elle fût; tout ce qui pouvait survenir d'étranger à l'opération elle même, *pendant* qu'elle était pratiquée; et tout ce qui pouvait se produire, de pathologique, *après* l'acte opératoire; j'ai vu, dis-je, que toutes ces choses, si elles n'étaient pas du ressort immédiat de la main,

cessaient d'appartenir à cette même branche , et reve-
naient de droit, à la branche médicale et à ses deux inséparables compagnes ou rameaux : la diététique et
la pharmaceutique.

J'ai vu qu'on peut résumer, en ces termes, ce que ce
tableau présente d'allégorique : « Tout ce qui, en fait de
thérapeutique , est en dehors de l'action manifeste et
positive de la main et des agents mécaniques ou physiques dont elle peut disposer, ressort de la médecine,
et doit lui être subordonné et renvoyé, en sa qualité
de science d'observation et d'empirisme. »

J'ai vu que, si la bonne nature tend constamment
à animer l'une et l'autre de ces branches, la main et
ses auxiliaires , dans ce qui concerne la branche chirurgicale , peuvent, presque toujours , seconder ces
efforts naturels , avec confiance, et se mettre clairement en rapport exact avec leurs tendances variées et
leurs directions diverses.

J'ai vu que rien de pareil n'existait en faveur des
manifestations de la branche médicale , parce qu'elle
est, presque toujours, sous l'influence de l'*empirisme*
plus ou moins éclairé.

J'ai vu que ce dernier ne peut jamais constituer ni
l'une des sources ni l'un des éléments de la chirurgie.

J'ai vu que, lorsqu'il est question, en médecine opératoire, d'expérience, d'observation , d'expérimentation ,
d'analogie, d'induction, d'empirisme; j'ai vu, dis-je, que
tout cela ne peut jamais concerner que la PHYSIOLOGIE
seule.

J'ai vu, toutefois : que cette physiologie est, des
quatre éléments qui servent de base , sinon à tout l'é-

difice chirurgical, du moins à toute opération clinique celui qui comprend les points les plus importants et les plus délicats de cette dernière ; et celui qui décide, si elle peut avoir lieu, oui ou non ; jusqu'où elle peut et doit s'étendre ; et dans quel lieu de l'organisme vivant il faut nécessairement qu'elle s'arrête.

J'ai vu que telles sont les règles fondamentales de toute bonne thérapeutique, tant médicale que chirurgicale ; et qu'on ne saurait en indiquer d'autres, à moins de vouloir confondre les choses les plus disparates et les plus incompatibles, et se condamner, de gaieté de cœur, à marcher sans guides, dans des sentiers inconnus et hérissés de difficultés.

J'ai vu, en conséquence, que la médecine est une science très-complexe, et que ses allures doivent nécessairement être cauteleuses, puisqu'elle ne s'appuie que sur ce qui touche le plus souvent au *possible*, parfois au *probable*, et trop rarement au *certain*.

J'ai vu qu'il ne peut pas être autrement, puisqu'elle ignore, tout à fait : quelle est la nature ou l'essence des maladies ; quelle est la manière dont elles sont produites (leurs causes); quel est le mode d'agir des procédés et des agents curatifs ; et quels sont les rapports qui doivent nécessairement exister entre ces divers éléments constitutifs de toute médication, pour que celle-ci puisse avoir lieu avec succès.

J'ai vu que la chirurgie, au rebours, est simple, et que ses allures sont toujours franches ; car elle peut se déployer sur un fonds solide, bien connu, et où l'homme de l'art est rarement mis dans l'indécision.

J'ai vu qu'elle connaît, du moins et très-exactement, l'ennemi qu'elle doit combattre, et qu'elle est en mesure de résoudre, parfaitement aussi, les questions qui sont insolubles pour la médecine, telles qu'elles viennent d'être énumérées.

J'ai vu qu'elle sait apprécier, par conséquent, les rapports qui doivent exister entre les objets mécaniques, l'état pathologique et l'organisme vivant, pour former l'heureux ensemble que doit se proposer l'opérateur.

J'ai vu donc et je me suis toujours mieux convaincu : qu'on voudrait en vain assimiler deux sciences, qui ont une origine, une marche et des tendances aussi opposées, aussi discordantes : et dont l'une est, dans toute l'étendue du terme, une science *à priori*, et l'autre une science *à posteriori*.

J'ai vu toutes les dissonnances, les innombrables variantes, le gâchis inconcevable de méthodes, de procédés, de doctrines, de systèmes, de modes et de moyens mécaniques, s'établir et régner confusément dans une science d'application telle qu'est la chirurgie, et où tout peut et doit être calculé, précisé et, pour ainsi dire, mathématiquement coordonné et expliqué.

J'ai vu, en tête de cette inextricable confusion, et comme dispensateurs de tous ces désordres scientifiques et techniques, les hommes les plus éclairés, les plus studieux, les plus zélés et les mieux faits pour débrouiller ce chaos, y faire régner les principes immuables, et y établir entre eux une parfaite harmonie.

J'ai vu donc que, dans la thérapeutique des fractures et des luxations, dans les procédés et les moyens de déligation, dans le cathétérisme et le traitement des maladies de l'urèthre, dans celui des ankyloses complètes et incomplètes, dans les indications, le manuel et le matériel d'un assez grand nombre d'opérations ; on recourait encore, soit en chaire, soit dans les cliniques et les livres, *à tout*, sans distinction « excepté aux seules et véritables doctrines, aux procédés les plus rationnels, et aux agents mécaniques les plus convenables. »

J'ai vu aussi : ou bien qu'on ne connaissait pas ces doctrines, ces procédés et ces agents, ou qu'on ne se souciait ni de les connaître, ni de les faire servir à la pratique et à l'instruction de la jeunesse.

J'ai vu encore : qu'on s'écartait, par là et de la manière la plus étrange, de la ligne consciencieuse, tracée par le sens commun et le gros bon sens.

J'ai vu, pourtant : qu'on assumait, par cette conduite, une très-grave responsabilité, envers *l'humanité*, *la science* et les ÉLÈVES ; trois objets qui sont et doivent être à jamais inséparables, dans les cliniques.

J'ai vu, en outre, que le mauvais vouloir et le silence de la presse médico-chirurgicale, tendaient également à ce triste but.

J'ai vu, toutefois : que tout cela ne pourra pas durer éternellement, et que ce genre n'empêchera pas, à tout jamais, la vérité et la raison de se faire jour, ni de triompher des antipathies et de la force d'inertie, qui ont été constamment, qui sont toujours, et qui seront sans cesse, les satellites obligés de toute innovation quelconque

J'ai vu, en même temps : que la postérité saura demander compte de tant de faiblesses.

J'ai vu, cependant, que le remède à ces petitesses et à ces fatales erreurs est tout trouvé, et qu'il consiste dans la RÉVISION ET LA REFONTE DE LA CHIRURGIE, d'après des bases bien connues maintenant.

J'ai vu, en conséquence, que, pour les effectuer, il importe essentiellement, 1° de substituer le culte des principes à celui des noms propres passés et présents; 2° de cesser d'identifier la chirurgie avec la médecine; 3° de revendiquer les droits sacrés de l'organisme *vivant*, dans toutes les opérations; 4° de s'appliquer à connaître et à mieux apprécier l'importance de la mécanique, chaque fois qu'il s'agit de ces dernières; et 5° de mettre les études et les exercices de l'anatomie et de la physiologie mieux en rapport avec le but que doit se proposer la médecine opératoire. (Voy. les deux premiers chapitres de *la Chir. simpl. ou raisonnée.*)

J'ai vu que la qualification de rude et grossier visionnaire m'est acquise maintenant, et qu'elle servira à consoler et abriter tous ceux dont j'ai cru devoir signaler les croyances et les actes, *la foi et les œuvres.*

J'ai vu, enfin et avec satisfaction, qu'il en sera, de mes visions, comme de la calomnie :

IL EN RESTERA TOUJOURS QUELQUE CHOSE!

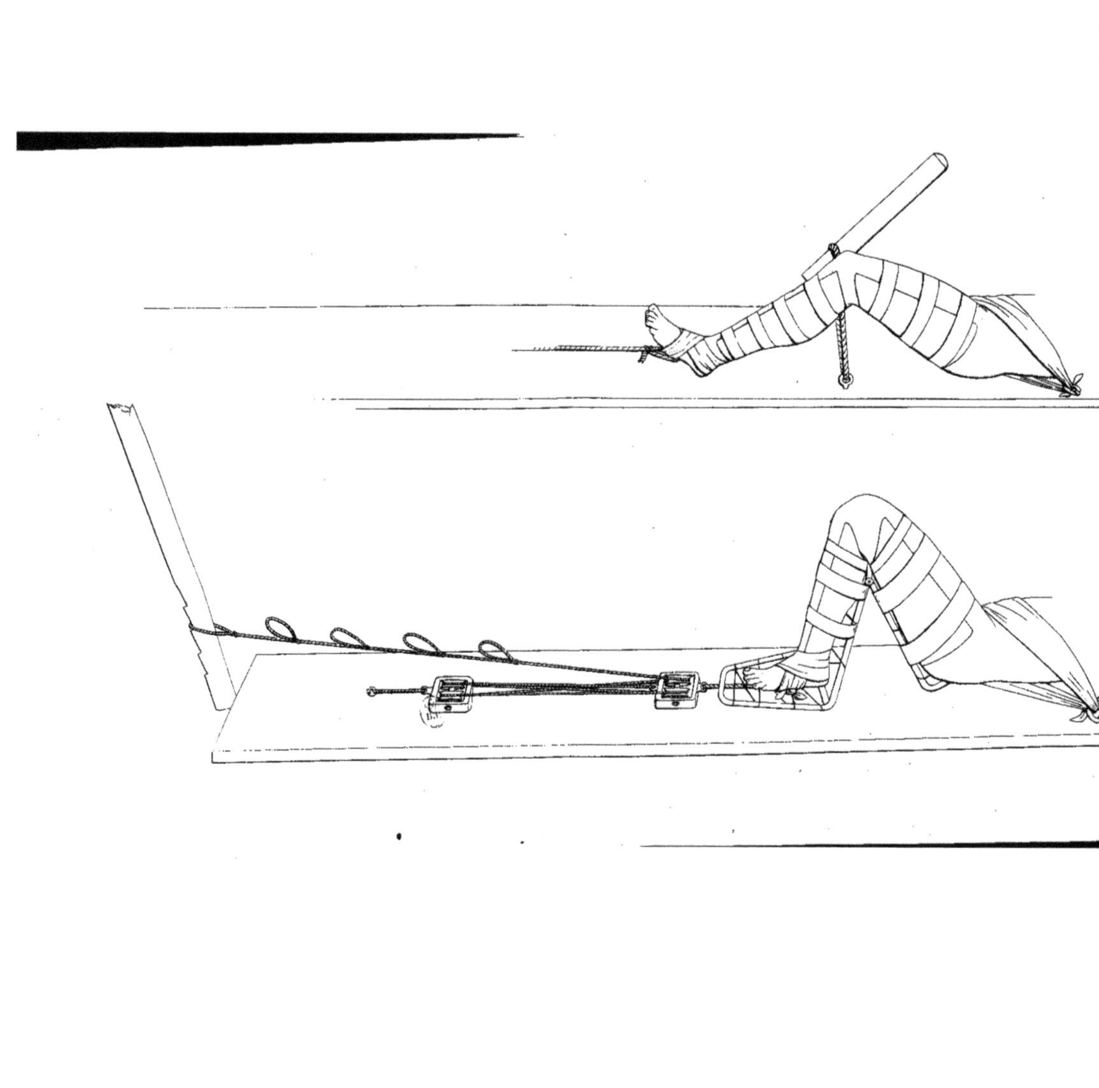